Hefte zur Unfallheilkunde
Beihefte zur Zeitschrift „Unfallheilkunde/
Traumatology"

Herausgegeben von J. Rehn und L. Schweiberer

159

B. Helpap

Die lokale Gewebsverbrennung

Folgen der Thermochirurgie

Mit 46 Abbildungen

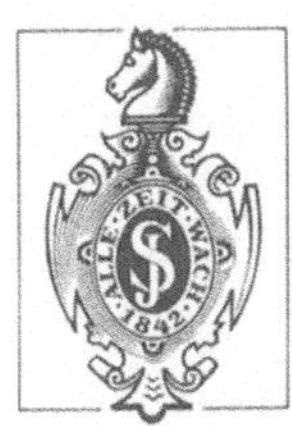

Springer-Verlag
Berlin Heidelberg New York 1983

Reihenherausgeber

Prof. Dr. Jörg Rehn
Chirurgische Klinik und Poliklinik der Berufsgenossenschaftlichen
Krankenanstalten „Bergmannsheil", Universitätsklinik,
Hunscheidtstraße 1, D-4630 Bochum

Prof. Dr. Leonhard Schweiberer
Direktor der Chirurgischen Universitätsklinik Innenstadt,
Nußbaumstraße 20, D-8000 München 2

Autor
Prof. Dr. Burkhard Helpap
Direktor des Pathologischen Institutes
Virchowstraße 10, D-7700 Singen

ISBN-13:978-3-540-11891-6   e-ISBN-13:978-3-642-81917-9
DOI: 10.1007/978-3-642-81917-9

CIP-Kurztitelaufnahme der Deutschen Bibliothek. Helpap, Burkhard: Die lokale Gewebsverbrennung :
Folgen d. Thermochirurgie / B. Helpap. – Berlin ; Heidelberg ; New York : Springer, 1983. (Hefte zur
Unfallheilkunde ; 159)

NE: GT

2124/3140-543210

Meiner Frau Elke und den Söhnen Christian, Björn und Jens gewidmet

Vorwort

Der Einsatz des Elektroskalpells gehört in der chirurgischen Praxis zur
Routine. Der Eingriff führt zu einer fokalen Gewebsverbrennung, über deren
Reparation jedoch kaum systematische morphologische Untersuchungen
vorliegen. Insbesondere ist bislang nicht überprüft worden, ob zwischen
der thermochirurgischen Gewebsschädigung und feststellbaren, postoperativen Entzündungen mit Ulcera, Fisteln und Nahtdehiscenzen, ein Zusammenhang besteht.

In der vorliegenden Monographie ist daher versucht worden, die Folgen
thermochirurgischer Eingriffe, im Hinblick auf die pathologische Anatomie
und Immunologie, aufzuzeigen. Die Befunde wurden an Gewebsproben aus
allen Regionen des menschlichen Organismus und durch Tierexperimente
erhoben. Die Analyse hat Parallelen zur Pathologie der ausgedehnten Gewebsverbrennung ergeben. Die fokalen Thermoschäden werden zwar vom
Organismus unter Kontrolle gehalten, sie führen jedoch zu vielfach nicht
oder nur wenig beachteten Störungen der postoperativen Wundheilung, die
nicht zuletzt auch ihre Gründe in vorübergehenden Störungen der Immunantwort hat. Da die moderne Chirurgie mit ihrem komplizierten Einsatz;
feld auf Techniken wie Elektro- Laser- oder Kryochirurgie nicht verzichten
kann, ist es notwendig, auf die, durch diese Methoden iatrogen verursachten Reaktionen im Organismus hinzuweisen. Die Folgen sollten vor allem
beim Einsatz thermo-elektro-chirurgischer Methoden berücksichtigt werden,
um eventuell Störungen im postoperativen Wundheilungsverlauf richtig
deuten zu können.

Die experimentellen Untersuchungen, vor allem die zellkinetischen Analysen, sind durch die Deutsche Forschungsgemeinschaft (Forschungsvorha-
ben: Wundheilung He 537) großzügig gefördert worden.

Frau Inge Heim danke ich für die vorzügliche histologisch-autoradiogra-
phische Assistenz und für die Anfertigung der Zeichnungen.

Dem Springer-Verlag danke ich für die schnelle und problemlose Druck-
legung.

Bonn/Singen im August 1982   Burkhard Helpap

Inhaltsverzeichnis

X

I. Einleitung

In der diagnostischen und therapeutischen Praxis sind chirurgische Keilexcisionen oder Teilresektionen an inneren Organen Routineeingriffe. Die Gewebsentnahme erfolgt mit dem normalen Skalpell oder Elektroskalpell, neuerdings auch durch Laserstrahlen. Die Thermo- oder Lasercoagulation wird wegen ihrer sofortigen Blutstillung bevorzugt. Die morphologischen Veränderungen sind vor allem durch die charakteristischen Verkohlungen gekennzeichnet. Über diese Carbonisierung und ihre Beseitigung d.h. über die entzündlichen Reaktionen nach Thermochirurgie liegen in der Literatur kaum Angaben vor. Es ist lediglich festgestellt worden, daß die Wundheilung gegenüber normalen Skalpellschnitten nach thermochirurgischen Eingriffen verzögert sein kann und daß Komplikationen in der Wundheilung mit Ulcerationen oder Nahtdehiscenzen nach Anwendung des Thermokauter auftreten können (Poswillo 1971; Tipton et al. 1975; Monsaigeon und Molimard 1976; Sozio et al. 1976; Neel und Ritts 1979; Sowislo et al. 1979; Li et al. 1980).

Über die immunologischen Folgen eines thermochirurgischen Eingriffes sind bislang ebenfalls keine exakten Untersuchungen durchgeführt worden. Nach ausgedehnten Körperverbrennungen hat sich klinisch und serologisch gezeigt, daß initial eine schwer beherrschbare Herabsetzung der zellgebundenen Immunabwehr, d.h. eine kurzfristige Insuffizienz des T-Zellsystems besteht (Alexander et al. 1978). Die humorale Immunabwehr scheint dagegen ungestört zu verlaufen. Inwieweit diese immunologischen Alterationen auch für focale Thermoläsionen, wie sie bei der Thermo- bzw. Elektrochirurgie auftreten und möglicherweise bei der gestörten Wundheilung eine Rolle spielen, zutreffen, ist bislang nicht untersucht worden.

Im folgenden sind daher an einem unausgewählten Biopsiematerial vom Menschen aus den verschiedensten Körperregionen die morphologischen Veränderungen nach thermochirurgischen Eingriffen untersucht und tierexperimentellen Ergebnissen gegenüber gestellt worden. Darüber hinaus wurden histologisch-zellkinetische Analysen an lymphatischen Organen wie Milz und Thymus durchgeführt, um nach thermochirurgischen Eingriffen an inneren Organen die Reaktion von B- und T-abhängigen lymphatischen Regionen zu erfassen.

Als experimentelles Modell dienten Ratten, denen nach Laparatomie mit einer Thermosonde umschriebene Verbrennungen an Leber, Magen, Milz und Nieren gesetzt wurden. Diese umschriebenen experimentellen Hitzeläsionen an parenchymatösen Organen bieten hinsichtlich immunologischer Fragestellung folgende Vorteile:

1. Im Gegensatz zu Hautverbrennungen können sekundäre Infektionen weitgehend vermieden werden.

2. Durch den engen Kontakt des verbrannten Gewebes mit dem Peritoneum wird eine optimale und langandauernde Einwirkung des geschädigten möglicherweise autoantigen wirkenden Gewebes auf den Gesamtorganismus gewährleistet.

Die Milz wurde ausgewählt, da sie das einzige direkt in die Blutbahn eingeschaltete lymphatische Organ ist und am stärksten auf im Blut zirkulierendes antigenes Material reagiert. Am Thymus wurden Änderungen des zentralen lymphatischen Systems untersucht.

Insgesamt sollen die in eine Literaturanalyse eingeflochtenen Untersuchungen einen Beitrag leisten zur Kenntnis der Morphologie und den immunologischen Folgen focaler Verbrennungen im Organismus, wie sie durch praxisübliche elektrochirurgische Eingriffe bei unterschiedlichen Stromqualitäten hervorgerufen werden können.

II. Allgemeiner Teil

Klinische und morphologische Folgen nach Verbrennungen

Hitzebedingte Gewebsschäden werden als Verbrennungen bezeichnet. Elektrische Verbrennungen sind eine Sonderform von Hitzeschäden. Der Schweregrad der Verbrennung hängt von der Dauer, Einwirkungsintensität und der Höhe der Temperatur ab. An der Haut werden folgende Verbrennungsgrade unterschieden (Rehn und Koslowski 1960):

Grad I: Erythem, Verbrennung des Stratum corneum, Ödem der Epidermis und Hyperämie des Coriums durch vermehrte Gefäßdilatation und erhöhte Permeabilität, Blasenbildung.

Grad II: Partielle Gewebszerstörung d.h. Nekrose der Epidermis, jedoch keine Alteration der Hautanhangsgebilde.

Grad III: Totale Gewebszerstörung, Nekrose von Epidermis und Corium einschließlich der Hautanhangsgebilde.

Grad IV: Komplette Verkohlung (Carbonisierung) auch tiefer Gewebszonen. Dieser Schweregrad wird bei focalen Elektrounfällen mit sog. Strommarken und bei der Elektrochirurgie (Carbonisierungen der Resektionsränder) erreicht.

Bei leichten Verbrennungen (Grad I) kommt es zur spontanen Heilung ohne Narbenbildung.

Nach schweren allgemeinen Verbrennungen (über 20% der Gewebs- bzw. Körperoberfläche) entwickelt sich sehr rasch ein Verbrennungsschock, der bis zu 2 Tage dauern kann, und nachfolgend die etwa 2–4 Wochen anhaltende sog. Verbrennungskrankheit. Daran schließt sich die Reparationsphase an.

Die Intensität des Verbrennungsschockes entspricht weitgehend der Ausdehnung des verbrannten Gewebsgebietes.

Die Verbrennungskrankheit wird wahrscheinlich durch sog. Verbrennungstoxine ausgelöst (Rehn 1961). Es handelt sich hierbei um freigesetzte, in der Haut normalerweise vorkommende durch Hitzeeinwirkung polymerisierte Lipid-Protein-Komplexe mit einem Molekulargewicht über 1 Million. Bei Temperaturen von über 300° C findet eine maximale Toxinfreisetzung statt. Es wird diskutiert, daß eine Antikörperbildung gegen diese Lipoproteine besteht (Cottier 1981) Die reparative Phase kann durch Wundheilungskomplikationen Monate dauern. Geschwürs- und Fistelbildungen, hypertrophische Granulations- und Narbengewebe (Celoid) verzögern die klinische Heilung.

Morphologisch liegen bei schweren Verbrennungen 3 unterschiedlich alterierte Gewebszonen vor:

1. Die Verkohlung bzw. Carbonisierungszone mit völliger Zerstörung der Gewebsstrukturen und schwarzbraunen Verfärbungen.

2. Die Thermocoagulationszone, die nach 1–3 Tagen vollständig ist. Auch hier sind keine erhaltenen cellulären oder kollagenen Faserstrukturen mehr erkennbar.

3. In der partiell geschädigten Zone sind Einzel-Zellnekrosen, Nekrobiosen und verschliessende Gefäßthrombosen nachweisbar. In dieser Zone entwickelt sich bzw. wird unterhalten die resorbierende Entzündung, die initial zur leukocytären Demarkation der Thermonekrose führen kann.

Die epitheliale Regeneration ist bei Verbrennungsschäden Grad I jederzeit und bei Grad II von stehengebliebenen Epithelinseln möglich. Bei ausgedehnten tiefen Verbrennungen Grad III ist jedoch eine autochtone Epithelregeneration nicht zu erwarten.

Bei der Behandlung schwerer Verbrennungen stehen im Vordergrund die Bekämpfung des Schocks und der Toxinresorption aus dem Verbrennungsgebiet, die Verhütung einer Infektion und die Entfernung des Brandschorfes, d.h. der nekrotischen Gewebsbestandteile.

Je nach seitlicher oder Tiefenausdehnung wird der Brandschorf zwischen der 3. und 5. Woche abgestoßen. Die epitheliale Überhäutung verkürzt sich nach klinischer Erfahrung, wenn der Brandschorf sehr bald entfernt wird, bzw. die sofortige und vollständige Excision des verbrannten Gewebes vorgenommen wird. Hauttransplantationen zur Deckung großer Defekte sind die Therapie der Wahl. Körperfremde Hauttransplantate werden von verbrannten Patienten besser und länger toleriert als von nicht Verbrannten. Initiale Alterationen des Immunsystems, die auch die Infektionsgefahr erhöhen, sind hierfür verantwortlich zu machen.

Immunologische Folgen von Verbrennungen

Lokale und systemische Infektionen sind häufige Komplikationen nach Operationen und Verletzungen verschiedener Art. Der erhöhten posttraumatischen Infektionsanfälligkeit liegt neben anderen begünstigenden Faktoren hauptsächlich die verminderte Leistungsfähigkeit der Immunabwehr des Organismus zugrunde (Howard und Simmons 1974). Verbrennungen gehören zu den schwersten Traumen, die ein Mensch erleiden und überleben kann. Nach Überstehen des anfänglich lebensbedrohlichen Verbrennungsschocks kommt es wegen der geschwächten Resistenz jedoch oft zu therapierefraktären bakteriellen Infektionen und schließlich zu tödlicher Sepsis (Alexander et al. 1978).

Bei der Suche nach der Ursache dieser erhöhten Infektionsanfälligkeit nach Verbrennungen ist unterdessen praktisch jede Variable der Immunabwehr untersucht worden und dabei, zumindest nach schweren Traumen, eine Abweichung vom Normalzustand gefunden worden (Alexander et al. 1978). Die Erforschung der Verbrennungsfolgen stützt sich dabei zum einen auf klinische Untersuchungen an Patienten mit Verbrennungen der Körperoberfläche, zum anderen auf experimentelle Verbrennungen der Haut, aber auch anderer Organe an Versuchstieren. Die Ergebnisse sind erheblich von den jeweiligen Untersuchungs- bzw. Versuchsbedingungen abhängig, besonders von der Art, dem Ausmaß und dem Grad der Verbrennung und vom Zeitpunkt der Untersuchung nach dem Trauma. Sie sind daher manchmal scheinbar widersprüchlich und oft nur schwer reproduzierbar (Matter et al. 1963).

Lokale und systemische Folgen der Verbrennung

Infolge der lokal und allgemein erhöhten Gefäßpermeabilität, dem Plasmaproteinverlust aus dem intravasalen Raum und dem anhaltenden Flüssigkeitsverlust aus der Verbrennungswunde kommt es zum hypovolämischen Schock, dadurch zur Verminderung der Sauerstoffversorgung der Gewebe, zu intracellulärer und allgemeiner Acidose mit reduzierter cellulärer Energieproduktion und damit zur Störung cellulärer Leistungen in den verschiedenen Geweben (Arturson 1975).

Durch die Verbrennung der Hautoberfläche wird lokal die natürliche epidermale Barriere gegen das Eindringen von Mikroorganismen zerstört und so die Infektion des Organismus erleichtert. Zudem wird durch lokale Zerstörung von Gefäßendothelien, venöse Stase und mikrovasculäre Thrombose die Blutzirkulation im Verbrennungsgebiet gestört und somit der Antransport von Sauerstoff und von Leukocyten und Antikörpern als den Trägern cellulärer und humoraler Abwehrmechanismen an den Ort der Schädigung erschwert (Munster 1970).

Im Rahmen der extremen sytemischen Streßreaktion werden vermehrt Catecholamine und Corticosteroide ausgeschüttet (Batstone et al. 1976). Die adrenocorticale Reaktion ist nach schweren Verbrennungen maximal (Markley et al. 1960). Erhöhte Plasmacortisolspiegel sind beim Menschen am 1. Tag nach dem Trauma maximal und, je nach Verbrennungsausmaß, für 4 bis 7 Tage nachweisbar (Bane et al. 1974). Tierexperimentell finden sich ähnliche Ergebnisse (Fried und Munster 1975).

Morphologische Verbrennungsfolgen an lymphatischen Organen

Innerhalb von 24 Std nach Verbrennung kommt es bei Versuchstieren zu einem Verlust von Lymphocyten in zentralen und peripheren lymphatischen Organen; besonders im Cortex des Thymus, aber auch in der weißen Pulpa der Milz und in den Follikeln und dem Paracortex der Lymphknoten finden sich degenerierende Lymphocyten in allen Stadien des Zerfalls (Farrell et al. 1973). Außerdem werden B- und T-Lymphocyten in das Knochenmark umverteilt (Ebert und Dolgushin 1977).

Baker (1945) beobachtete nach schweren, tödlichen Verbrennungen innerhalb der ersten 3 Tage in den Keimzentren der Milz in hohem Grad Kernzerfallprozesse, vor allem bei jungen Patienten. Gelfand et al. (1972) fanden bei fünf Kindern in der Erholungsphase nach schweren Verbrennungen nach 5 bis 9 Monaten eine ausgeprägte Hyperplasie des Thymus.

Unspezifische celluläre Abwehrmechanismen nach Verbrennung

Nach experimenteller Hautverbrennung bei Mäusen erfolgt eine massive Freisetzung von Granulocyten aus dem Knochenmark, ausgeprägte Zellzerstörungen und bald darauf eine starke Inhibition der Zellproliferation wahrscheinlich durch beim Zellzerfall freigesetzte Inhibitoren der Granulopoese oder cytotoxische Substanzen. Die rasche Erschöpfung des Granulocyten-Pools bedingt eine Beeinträchtigung der Funktion des granulocytären Systems (Asko-Seljavaara 1975).

Bei Patienten mit schweren Hautverbrennungen ist die in vitro-Fähigkeit der neutrophilen Granulocyten, phagocytierte Bakterien intracellulär abzubauen (Alexander et al. 1978) und auf chemotaktische Reize zu reagieren (Fikrig et al. 1977; Altman et al. 1977a), reduziert, vor allem während septischer Episoden. Dieser celluläre Defekt beruht möglicherweise auf der Erschöpfung der cellulären Energiereserven in vivo oder auf Zellmembranver-

6

änderungen durch Verbrennungstoxine (Fikrig et al. 1977). Die zeitliche Analyse aller immunologischen Parameter deutet darauf hin, daß der Defekt in der Neutrophilen-Funktion der wichtigste prädisponierende Faktor für die Entwicklung einer Bacteriämie ist (Alexander et al. 1978).

Die Phagocytosekapazität des MPS (RES) ist in der frühen Phase nach tierexperimenteller Verbrennung deutlich vermindert, steigt innerhalb der nächsten Tage auf ein Maximum an und normalisiert sich schließlich (Converse et al. 1971; Rittenbury 1970, Saba 1979). Auch die Fähigkeit der mononucleären Leukocyten (Makrophagen) zur Chemotaxis (Altman et al. 1977b), Phagocytose und intracellulärem Abbau (Loose und Turinsky 1979; Markley 1979) ist beeinträchtigt. Infolgedessen ist kurz nach Verbrennungen die Empfindlichkeit des Organismus für normalerweise vom MPS (RES) phagocytierte und inaktivierte Substanzen erhöht (Converse et al. 1971; Saba 1979). Die initiale MPS-Depression ist proportional zum Ausmaß des auslösenden Traumas; ihre Ursachen sind die reduzierte Durchblutung während der Schockphase, der Mangel an Plasmaopsoninen und möglicherweise eine toxische Schädigung des MPS (RES) (Schildt 1976).

Spezifische celluläre Immunität nach Verbrennung

Die Zahl der T-Lymphocyten ist in der frühen Phase nach Verbrennung sowohl im peripheren Blut von Verbrennungspatienten (Mani et al. 1976; Neilan et al. 1977; Wood et al. 1978) als auch in der Milz von Versuchstieren (Markley und Smallman 1977, Ebert und Dolgushin 1977) vermindert. Die Restitution des peripheren zirkulierendenT-Zell-Pools erfolgt in den nächsten Wochen wahrscheinlich mit Zellen, die neu aus dem Thymus ausgeschwemmt werden (Wood et al. 1978). Je schwerer das Verbrennungstrauma ist, um so ausgeprägter und andauernder ist die nachfolgende Depression der peripheren Lymphocytenzahl (Mani et al. 1976).

Hinsichtlich der in vitro-Stimulation mit dem T-Zell-Mitogen PHA sind für periphere Blutlymphocyten in der frühen Phase verstärkte (Daniels et al. 1970, Mahler und Batchelor 1971, Leguit et al. 1973a) und verminderte Antworten (Sakai et al. 1972, Wood et al. 1978, Baker et al. 1979, Constantian 1979) bekannt. Sowohl ihre spontane als auch PHA-induzierte DNA- und RNA-Syntheseaktivität sind zunächst gesteigert (Daniels et al.1975) und normalisieren sich nach 3 bis 6 Wochen (Sakai et al. 1972). Im Tierexperiment werden für Lymphknoten-Lymphocyten eine in der Frühphase erhöhte (Eurenius und Mortensen 1971), für Milz-Lymphocyten aber eine für 3 Wochen erniedrigte (Markley und Smallman 1977) spontane DNA-Synthese und PHA-Reaktivität angegeben. Insgesamt spricht eine gesteigerte Reaktivität für ein Überwiegen von kurzlebigen, weniger immunkompetenten Lymphocyten im peripheren Pool und für eine starke Stimulation der Lymphocyten durch adjuvante oder antigene Substanzen (Sakai et al. 1972) und für einen Verlust von Suppressorzellen (Wood et al. 1978) in der frühen posttraumatischen Periode. Eine Verminderung der Reaktivität beruht dagegen wahrscheinlich auf der Aktivierung unspezifischer Suppressorzellen (Baker et al. 1979, Miller und Baker 1979); dabei korreliert eine reduzierte PHA–Reaktivität peripherer Blutlymphocyten deutlich mit dem Auftreten septischer Episoden im Krankheitsverlauf (Miller und Baker 1979).

Im wesentlichen parallel zum Verlauf der Blutlymphocytenzahl sind in der frühen Phase nach Verbrennung verschiedene T-Zell-Funktionen und T-Zell-abhängige Reaktionen herabgesetzt:

Die Cytotoxizität von Lymphocyten aus Milz, Lymphknoten und Blut von Versuchstieren ist reduziert (Markley et al. 1977). Die Antigen-Reaktivität von Milz-Lymphocyten
der Ratte in der „graft-versus-host"-Reaktion (GVHR) ist nach schweren Verbrennungen
zunächst vermindert, nach leichteren Traumen jedoch normal oder gesteigert (Munster et
al. 1972, Munster und Gressit 1973). Sowohl die stimulierende als auch die antwortende
Kapazität der Blutlymphocyten von Verbrennungspatienten in der „mixed lymphocyte
culture" (MLC) ist für wenige Wochen herabgesetzt (Leguit et al. 1973a, Munster et al.
1973, Sakai et al. 1974); darüberhinaus können periphere Blutlymphocyten (Miller und
Baker 1979) wie auch Milzzellen (Winchurch und Munster 1980) normale MLC–Reaktionen hemmen. Weiterhin sind als Ausdruck der reduzierten cellulären Immunität Haut-
reaktionen vom verzögerten Typ abgeschwächt (Vogel et al. 1967, Rapaport et al. 1968,
Munster et al. 1973), die Abstoßung von Allotransplantaten verzögert (Rapaport et al.
1964, Alexander und Moncrief 1966, Munster et al. 1973, Fried und Munster 1976,
Ninnemann et al. 1978), die lokale Entzündungsantwort, und zwar besonders die Einwanderung immun-kompetenter Zellen, vermindert (Balch 1963, McCabe et al. 1973, Munster
et al. 1973) und im Tierexperiment das Wachstum transplantierter Tumoren beschleunigt
(Munster et al. 1977). Alle diese Veränderungen normalisieren sich von der 2. posttraumatischen Woche an. Durch den Zusatz von Thymosin werden in vitro verschiedene dieser
Zell-Funktionen restituiert (Ishizawa et al. 1978). Der Grad der Unterdrückung cellulärer
Immunreaktion ist direkt vom Ausmaß der Verbrennung abhängig (Munster und Gressit
1973), wobei anscheinend Sekundärreaktionen eher als Primärreaktionen betroffen sind
(Munster et al. 1973). Als ursächliche Mechanismen werden die immunsuppressive Wirkung
der Corticosteroide (Munster 1970), eine Immunparalyse durch Überladung mit Antigen
(Eurenius und Mortensen 1971, Munster et al. 1973), eine Schädigung immunkompetenter
T-Zellen durch bei der Verbrennung freigesetzte cytotoxische Substanzen (Eurenius und
Mortensen 1971), eine Vermehrung von Suppressorzellen (Munster 1976, Constantian
1979), die Aktivierung unspezifischer Suppressorzellen (Miller und Baker 1979, Winchurch
und Munster 1980) und die Wirkung immunsuppressiver Serumfaktoren (Munster et al.
1973, Hakim 1977, Constantian 1978, Ninnemann et al. 1979) diskutiert.

Humorale Immunität nach Verbrennung

Die Zahl der B-Lymphocyten im peripheren Blut ist nach leichten Verbrennungen mäßig
erhöht, nach schweren Verbrennungen und bei zusätzlichen Infektionen jedoch erniedrigt
(Mani et al. 1976). Vom 2. posttraumatischen Tag an treten bei verringerter Anzahl kleiner
Lymphocyten vermehrt Zellen der Plasmocytopoese und nach 6 bis 10 Tagen viele reife
und unreife Plasmazellen auf (Beathard et al. 1974). Insgesamt ist im peripheren Blut zunächst ein hoher Anteil unreifer Zellformen vorhanden (Volenec et al. 1979). In der Milz
von Versuchstieren nimmt nach einer schweren Verbrennung die Anzahl der B-Zellen bis
zum 3. Tag deutlich ab, steigt nach 2 bis 3 Wochen über den Normalwert an und normalisiert sich dann; die spontane mitotische Aktivität und die mitogene Stimulierbarkeit der
B-Zellen bleiben für längere Zeit erniedrigt (Markley und Smallman 1977).
  Tierexperimentell sind bei antigener Stimulation mit Schafserythrocyten in den ersten
Wochen nach Verbrennungen eine normale Antikörperbildung (Markley et al. 1967) und
für die Produktion Antikörper-bildender Zellen in der Milz erhöhte (Mortensen und Eurenius 1972, Neprina und Zherbin 1977, Ebert und Dolgushin 1976), nach schwerer Ver-

brennung aber auch verminderte Werte zu beobachten (Ebert und Dolgushin 1976). Auch für die in vitro-Produktion Antikörper-bildender Zellen in Milzzellkulturen sind sowohl verminderte (Miller und Trunkey 1977, Miller und Claudy 1979), als auch für verschiedenartige Antigene verstärkte sekundäre B-Zell-Reaktionen (Rapaport und Bachvaroff 1976) bekannt. Dabei kann eine mangelhafte Reaktion durch Zusatz von immunologisch aktiven T-Zell- und Makrophagen-Faktoren verbessert werden, so daß der hauptsächliche Defekt offensichtlich in der Induktionsphase der Immunreaktion bei den T- und A-Zellen liegt (Miller und Trunkey 1977). Insgesamt scheinen humorale Primärreaktionen durch Verbrennungen früher und stärker unterdrückt zu werden als Sekundärreaktionen (Alexander und Moncrief 1966).

Als Ursachen für eine gesteigerte Reaktivität kommen eine erhöhte Freisetzung von B-Zellen aus dem Knochenmark (Mortensen und Eurenius 1972, Rapaport und Bachvaroff 1976), ein vermehrtes Auftreten von freiem Antigen infolge der initialen Depression des MPS (RES) (Rapaport und Bachvaroff 1976), eine verstärkte proteolytische Serumaktivität (Neprina und Zherbin 1977), eine erhöhte Zahl kreuzreagierender B-Zellen und ein gesteigertes Trapping spezifischer Zellen (Mortensen und Eurenius 1972), eine kompensatorische Vermehrung der T-Zellen in der Spätphase und ein Adjuvans-Effekt von aus der Verbrennungswunde freigesetzten immunstimulierenden Substanzen (Rapaport und Bachvaroff 1976) in Frage. Eine verminderte Reaktivität kann durch Störungen in der Kooperation mit T-Zellen und Makrophagen (Miller und Trunkey 1977) und durch die Einwirkung unspezifischer T-Suppressorzellen (Miller und Claudy 1979) bedingt sein.

Die Serumkonzentrationen von Immunglobulinen der Klasse IgG, IgA und IgM sind in den ersten Tagen nach Verbrennung vermindert (Daniels et al. 1974, Leguit et al. 1973b, Bjornson et al. 1977). Später steigt im Rahmen der humoralen Reaktion auf eingedrungene Mikroorganismen und freigesetzte Autoantigene der Serumspiegel zunächst des IgM und dann des IgG und IgA auf erhöhte Werte an (Leguit et al. 1973b, Daniels et al. 1974). In der frühen posttraumatischen Phase, zum Teil aber auch noch nach Wochen und besonders stark während septischer Episoden sind die Konzentrationen der verschiedenen Komponenten des klassischen und des alternativen Aktivierungsweges des Komplementsystems (Farrell et al. 1973, Bjornson et al. 1977) und die gesamte opsonisierende Aktivität des Blutserum (Bjornson und Alexander 1974, Alexander et al. 1978) erniedrigt.

Der anfängliche Abfall dieser Serumkomponenten ist hauptsächlich durch den allgemeinen Verlust von Serumproteinen in die Verbrennungswunde und den Extravasalraum, aber auch durch deren gesteigerten Verbrauch und Abbau und die initial reduzierte Proteinsynthese bedingt (Daniels et al. 1974). Er wird später durch eine gesteigerte Synthese wieder ausgeglichen. Dieser Mangel begünstigt den Fortbestand einer eventuell eintretenden Bacteriämie bzw. Sepsis (Bjornson et al. 1977).

Die Verbrennung bewirkt lokal im betroffenen Gewebe und dem darin enthaltenen Blut massive Zellzerstörung und -zerfall, Denaturierung von Gewebsbestandteilen und Änderung deren normaler antigener Eigenschaften (Rosenthal 1959; Asko-SeLjavaara 1975). Zusätzlich kann es auch zum Zelluntergang in anderen, nicht direkt geschädigten Geweben und so zur verstärkten Freisetzung von intracellulären Substanzen und Zellwandbestandteilen in die Zirkulation kommen (Munster 1976). So ist nach Hautverbrennung proportional zur Schwere des Traumas sowohl mit Immunserum gegen verbrannte als auch mit Immunserum gegen native Haut reagierendes Material im Blut nachweisbar (Vul und Minkova 1976).

Unter den infolge Verbrennung freigesetzten und alterierten Substanzen befinden sich solche mit direkt cytotoxischen, mit nichttoxischen immunsuppressiven und mit autoantigenen Eigenschaften, darunter einige, die mit der physiologischen Regulation der Proliferation verschiedener Zellsysteme interferieren (Asko-Seljavaara 1975). Sie alle besitzen eine pathogenetische Bedeutung für die "Verbrennungskrankheit".

Verbrennungstoxine

Bei einer definierten in vitro- und in vivo-Verbrennung von Mäusehaut entsteht ein spezifisches cutanes Verbrennungstoxin, wahrscheinlich durch Polymerisation eines natürlichen, biologisch inaktiven Lipoproteins der Zellmembran; ein ähnlicher toxischer Lipoproteinkomplex ist auch nach Verbrennung menschlicher Haut nachweisbar (Cueni et al. 1971; Schoenenberger 1975). Dieses Toxin wird schnell in die Zellen verschiedener Organe aufgenommen, steigert deren Membranpermeabilität und führt zu schweren generalisierten Zellschäden, die jedoch nicht verbrennungsspezifisch sind (Schoenenberger et al. 1975). Da der toxische Komplex neue spezifische antigene Eigenschaften besitzt, kann im Tierversuch durch aktive und passive Immunisierung gegen ihn die Letalität nach Hautverbrennungen deutlich gesenkt werden (Städtler et al. 1972; Schoenenberger et al. 1975; Böhland und Sauer 1978). Die passive Verabreichung des Lipoproteinkomplexes erhöht die Letalität nach einer experimentellen Pseudomonas-Infektion (Böhland und Sauer 1978).

Ähnliche toxische Faktoren sind auch bei anderen Tierversuchen gefunden worden. Bei Ratten kann aus der verbrannten Haut, nicht aber aus der nativen Haut eine dialysierbare, hitzestabile, toxische Fraktion extrahiert werden, die Peptide, Polynucleotide, Hexosen und Pentosen enthält und nach Injektion letal wirken kann (Rosenthal 1959). Ein Teil dieser Fraktion ist wahrscheinlich vom Kollagen abgeleitet (Grzybowski und Kubica 1978). Außer dem Serum besitzt auch Leber- und Nierengewebe nach schwerer Verbrennung toxische Eigenschaften (Koryakina et al. 1974).

Immunsuppressive Faktoren nach Verbrennung

Nach Verbrennungen wie auch nach Operationen und anderen schweren Traumen können proportional zur Schwere des Traumas gesteigerte Konzentrationen eines oder mehrerer natürlich vorkommender immunsuppressiver Faktoren im Serum nachgewiesen werden. Diese(r) Faktor(en) ist ein in der $alpha_2$-Globulin-Fraktion enthaltenes, niedermolekulares Peptid, ist nicht cytotoxisch und unterdrückt in vitro die PHA-Stimulierbarkeit normaler Blutlymphocyten und verschiedene andere T-Zell-Funktionen. Er wirkt möglicherweise als durch immunreaktive Lymphocyten gebildetes Chalon direkt proliferationshemmend oder indirekt über die Aktivierung von T-Suppressorzellen (Constantian et al. 1977; Constantian 1978, 1979).

Ein ähnliches immunsuppressives niedermolekulares Peptid kann in der Albuminfraktion gefunden werden; es unterdrückt die Wanderung von Leukocyten, führt zur Lyse von Lymphocyten im Blut von Verbrennungspatienten und hemmt die mitogene Stimulierbarkeit normaler Blutlymphocyten (Hakim 1973, 1977). Die immunsuppressive Serumaktivität korreliert mit der Hemmung der Abstoßung von Allotransplantaten (Ninnemann et al. 1978) und wird durch Rekonvaleszentenserum wahrscheinlich mittels spezifischer anti-suppressiver Antikörper blockiert (Ninnemann et al. 1979).

10

Im Serum von Verbrennungspatienten treten unregelmäßig und ohne eindeutige Beziehung zum Ausmaß der Verbrennung verschiedene Autoantikörper auf. Diese können zum Beispiel gegen Intercellularsubstanz oder Cytoplasma von Hautepithelzellen (Quismorio et al. 1971; Leguit et al. 1973c; Ablin und Holder 1976), gegen Zellkerne (Quismorio et al. 1971; Hutchinson et al. 1971), Immunglobuline (Quismorio et al. 1971; Hutchinson et al. 1971; Leguit et al. 1973c) oder Leukocyten (Price et al. 1969; Hutchinson et al. 1971) gerichtet sein. In Tierversuchen sind außerdem Autoantikörper gegen Kollagen (Engelhardt und Struck 1972) und Erythrocyten (Kano et al. 1966) und heterophile Antikörper (Kano et al. 1967) aufgetreten. Nach Verbrennungen an Hoden (Rapaport et al. 1969) und an Muskulatur und Neoplasmen (Bard et al. 1968) sind spezifische Autoantikörper gegen das traumatisierte Gewebe selbst beobachtet worden.

Die Entstehung dieser Autoantikörper beruht auf der Bildung von Antikörpern gegen durch die Verbrennung leicht alterierte Autoantigene, die mit dem natürlichen Gewebe kreuzreagieren. Möglicherweise spielt auch die verminderte Funktion von T-Zellen, die normalerweise die Auto-Immuntoleranz regulieren, eine wesentliche Rolle, so daß natürlich vorkommende Autoantikörper nach Verbrennung spontan oder Antigen-induziert vermehrt produziert werden (Leguit et al. 1973c; Quismorio et al. 1971).

Die resultierenden Auto-Immunreaktionen führen zu weiterer Zellschädigung und zu Störungen der Zellfunktion, zum Beispiel in der Niere (Haferkamp et al. 1963), und zu Änderungen der Zellproliferation (Asco-Seljavaara 1975).

Zusammenfassend betrachtet sind in der frühen Phase nach einer Verbrennung sowohl unspezifische als auch spezifische, humorale und zellvermittelte Immunabwehrmechanismen geschwächt. Im einzelnen können die Serumopsoninaktivität, die Funktionen der polymorphkernigen Leukocyten, der Makrophagen und des MPS (RES) und die Funktionen der T- und B-Lymphocyten beeinträchtigt sein, ohne daß die jeweilige relative Bedeutung dieser Störungen für die erhöhte Infektionsanfälligkeit und die Kausalbeziehungen genau geklärt sind (Alexander et al. 1978). Möglicherweise besteht ein wesentlicher pathogenetischer Faktor in der verbrennungsbedingten Einschränkung des "antigen processing", d.h. der physiologischen Verarbeitung von antigenem Material, was zu einer verstärkten Aktivierung von T-Suppressorzellen und unspezifischer Suppressionsmechanismen führt (Miller 1979).

Die Auswirkungen von Verbrennungen auf die spezifische Immunität sind wesentlich vom Ausmaß des Traumas abhängig. Die verschiedenen lymphocytären Abwehrfunktionen sind nach relativ leichten Verbrennungen eher gesteigert und erst nach schweren Traumen deutlich herabgesetzt (Munster et al. 1973). Dabei werden zellvermittelte T-Zell-Reaktionen jeweils leichter und stärker unterdrückt als B-Zell-Reaktionen. Dementsprechend kommt es im peripheren Lymphocytenpool bei einem relativen Überwiegen von B-Zellen und ihren Differenzierungsstufen vor allem zu einer Abnahme der T-Zell-Population (Mani et al. 1976), die im weiteren Verlauf wahrscheinlich durch einen vermehrten Zustrom von T-Zellen aus dem Precursorpool des Thymus ausgeglichen wird (Wood et al. 1978).

III. Spezieller Teil

Material und Methodik

1. Menschliches Untersuchungsgut: Aus dem laufenden Einsendematerial wurden Gewebsbiopsien aus dem Magen-Darm-Trakt, der Urogenitialregion, dem Kehlkopf und der Haut, die elektrochirurgisch oder mit Laserstrahlen entfernt worden waren, in üblicher Weise histologisch untersucht. Die Präparate wurden in Paraplast eingebettet und mit Haematoxylin-Eosin, Sirius Rot, PAS, Fe und nach Giemsa gefärbt. Zumeist waren die Läsionen frisch. In einzelnen Fällen konnten in Leber, Prostata und Harnblase Gewebsläsionen bis zu 3 Monaten nach dem thermochirurgischen Eingriff analysiert werden.

2. Tierexperimente: Die tierexperimentell-autoradiographischen Untersuchungen wurden an 266 weiblichen Wistar-Ratten mit einem Durchschnittsgewicht von 200 g unter üblichen Tierzuchtbedingungen ausgeführt (Altromin-Standard-Diät, Hell-Dunkelrhythmus).

Mit einer eigens konstruierten Thermosonde (Durchmesser 6,5 mm, Sondentemperatur 740°C) wurden über 3 bis 4 sec umschriebene Thermocoagulationen an der Oberfläche von Leber, Magen oder Milz vorgenommen. 73 Tiere erhielten innerhalb von 4 Wochen eine zweimalige Thermonekrose an Leber und Nieren. Bei weiteren 42 Tieren wurde lediglich eine Probe-Laparatomie (Scheinoperation) durchgeführt (Abb. 1a).

Die postoperativen Überlebenszeiten nach der 1. bzw. 2. Thermocoagulation und den Scheinoperationen betrugen 12, 18, 24 und 36 Std sowie 2, 3, 4, 5, 6, 10, 14, 21 und 30 Tage.

Jeweils eine Stunde vor Tötung (Dekapitation in Äthernarkose) wurde den Tieren eine intraperitoneale Injektion von 2,5 μCi/g Körpergewicht ^{3}H-Thymidin verabreicht (spezifische Aktivität 20.0 Ci/mmol, NEN Chemicals Boston, Mass., USA). 10 Tiere blieben unbehandelt und dienten bei gleicher Dosierung als Kontrolltiere.

Die thermocoagulierten sowie die ungeschädigten Organteile insbesondere Leber, Nieren, Milz, Magen und Thymus wurden in 4%-igem Formalin bei 4°C fixiert und in üblicher Weise in Paraplast eingebettet. Nach Anfertigung von Serienschnitten von 3 bis 5 μm wurden für die histologischen Beurteilungen folgende Färbungen angewandt: Haematoxylin-Eosin, PAS, Giemsa, Goldner, Gomori, Methylgrün-Pyronin.

Von einem Teil der histologischen Präparate wurden Stripping-Film-Autoradiogramme (AR 10 Kodak, Stuttgart) angefertigt. Die Expositionszeiten der Autoradiogramme bei 4°C betrugen durchschnittlich 21 Tage. Die Autoradiogramme wurden dann durch die Filmemulsion hindurch mit Haematoxylin gefärbt.

In den thermogeschädigten Organen wurden Zellanalysen und Zelldichten von Leukocyten, Monocyten, Makrophagen, Lymphocyten/Plasmazellen und Fibroblasten/Fibrocyten im Granulations- und Narbengewebe durchgeführt. In den Autoradiogrammen wurden die Prozentsätze radioaktiv markierter Zellen in der weißen Milzpulpa und im Thymus bestimmt.

In der Milz wurden getrennt ausgewertet Keimzentren, Lymphocytenwall, zentrale und periphere periarterioläre Lymphocytenscheiden (PALS) sowie die Marginalzone in Nachbarschaft zur periarteriolären Region bzw. zu den Keimzentren (Abb. 1b).

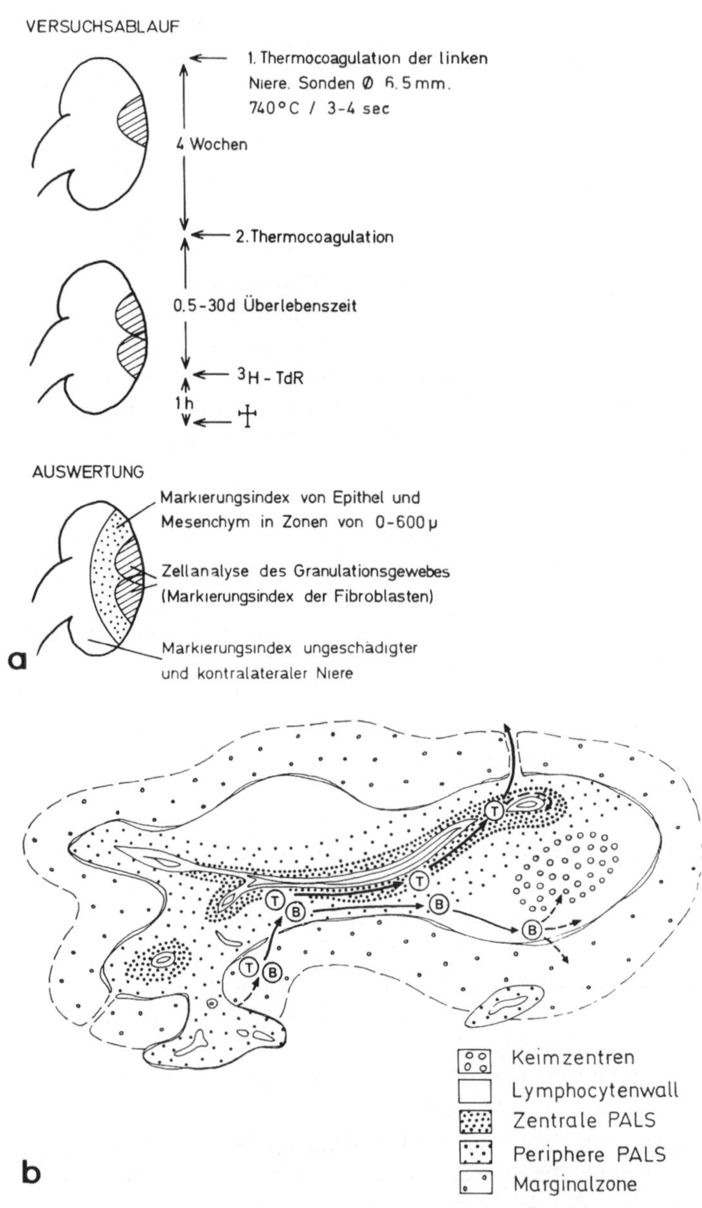

Abb. 1. a Schema über den Versuchsablauf experimenteller Thermocoagulationen an der Niere, **b** Schematische Darstellung der weißen Milzpulpa mit zonaler Gliederung und Wanderung der T- und B-Lymphocyten durch die weiße Pulpa (nach Veerman und Ewijk 1975; Ford 1975; Nieuwenhuis und Ford 1976; Helpap und Kaiser 1981)

Im Thymus wurden die Prozentsätze radioaktiv markierter Zellen separat in der äußeren und inneren Rindenregion sowie in der Medulla bestimmt. Darüberhinaus wurden die Zelldichten pro Flächeneinheit (0,1 mm^2) in den Thymusregionen gemessen. Die Auswertung erfolgte jeweils unter Ölimmersion. Pro Zone wurden mindestens 1000 Zellen ausgewertet. Die Standardabweichung der Mittelwerte betrug 2 s.

Ergebnisse

Physiko-chemische Gewebsveränderungen nach thermochirurgischem Eingriff

Thermische Einwirkungen auf biologische Systeme unterliegen bestimmten physikalischen Gesetzen. Insbesondere sind die cytologischen und histologischen Veränderungen von den Relationen der verschiedenen Parameter, wie Temperatur, Zeit, Leitfähigkeit und Wärmekapazität, abhängig. Untersuchungen an der Haut haben ergeben, daß sich irreversible Zellschädigungen, d.h. Nekrosen, pro 1°C Temperaturanstieg nach jeweils um die Hälfte gesunkener Expositionsdauer (Temperatureinwirkung) entwickeln. Im Bereich der kritischen unteren Temperaturgrenze von 44°C erfolgt eine irreversible Schädigung der Epidermisbasalzellen erst nach 6-stündiger Expositionszeit (Henriques und Moritz 1947). In anderen Untersuchungen ist die Temperaturschwelle von 44°C die Temperatur, die zur Erzeugung eines hyperthermischen Ödems aufgrund der veränderten Permeabilität der Hautgefäße notwendig ist (Hudack und McMaster 1932). Weiterhin haben in vitro-Untersuchungen ergeben, daß bei einer Temperatur von 44°C die Proteinsynthese in menschlichen Nierenparenchymzellen nach 3 Std vollständig inaktiviert wird. Bereits nach 2 Std sind die Zellen nicht mehr in der Lage, Zellkolonien zu bilden (Bleiberg und Sohar 1975).

In einem Temperaturbereich von 50 bis 55°C kommt es in der Epidermis bereits innerhalb von 3 min (50°C) bis zu 25 sec (55°C) zu einer irreversiblen Zellschädigung (Moritz und Henriques 1947). Bei einem Temperaturanstieg über 56°C setzt eine Coagulierung thermolabiler Proteine ein. Bei weiterer Temperatursteigerung auf 60°C und darüber entwickelt sich eine vollständige transepidermale Nekrose bei einer Expositionszeit, die unter 1 s liegt (Moritz und Heniques 1947). Je nach angewandter Technik (Diathermie, Glühmetallkaustik, Lasertechnik) führen die erzeugten Temperaturen und Wärmeintensitäten zu unterschiedlich starken Vertrocknungen (Desikkationen und Carbonisierungen der geschädigten Zellen bzw. Gewebe (Moritz 1947, Semm 1965, Zimmermann und Kraushaar 1972, Larbig et al. 1975).

Ebenso wie bei Veränderungen an Zellen und Geweben, nach tiefen Temperaturen, ist auch bei umschriebener Hitzeeinwirkung (Thermonekrose) eine zonale Aufgliederung des geschädigten Bezirkes möglich. Im Bereich der höchsten Temperaturen liegen irreversible Schädigungen vor, die keine Erholung der Zellen mehr zulassen. Je nach Dauer der verschiedenen Parameter, besonders der Expositionszeit, nach Hitzeeinwirkung unter Berücksichtigung der angeführten Temperaturschwelle von 44°C, sind an der Peripherie der Gewebsschädigung nach Hitzeeinwirkung (Thermonekrose) schmale Gewebszonen zu erwarten, in denen eine Erholung teilweise geschädigter Zellelemente möglich ist, d.h. daß die regeneratorische und funktionelle Potenz der einzelnen Zelle keine nennenswerte Alteration erlitten hat (Helpap 1980).

Im Bereich des direkten Kontaktes mit der Thermosonde, dem Strahlenbündel oder dem Glühmetall entwickeln sich aufgrund der erreichten Wärmeintensitäten ausgeprägte Carbonisierungen an der Oberfläche der Gewebe, wobei die erzielten Temperaturen in Abhängigkeit vom jeweils angewandten Verfahren sehr unterschiedlich sind (Moritz 1947, Semm 1965, Zimmermann und Kraushaar 1972, Larbig et al. 1975).

So werden bei Anwendung von CO_2-Lasern am Schnittrand Gewebstemperaturen von 100°C nicht wesentlich überschritten, wobei die Laserleistung ca. 100 Watt an der Schnittlinie beträgt. Je nach Expositionszeit steigt jedoch nach Verdampfen des Gewebswassers die Temperatur weiter an (Hall et al. 1971, Breitwieser et al. 1972). Weitaus höhere Temperaturen treten nach Anwendung hochfrequenztechnischer Energieleistungen zwischen 50 bis 100 Watt auf. So können am Tubengewebe Temperaturen von 450 bis 600°C gemessen werden (Larbig et al. 1975). Ähnliche Temperaturen sind auch bei der Verwendung von Glühkaustik nach Paquelin beschrieben. Die Folgen zeigen unabhängig von der angewandten Methode, der erreichten Temperatur und der durch Hitzeeinwirkung zerstörten Gewebe gleiche morphologische Grundzüge. Außer der bei hoher Wärmeintensität (hohen Temperaturen) ausgeprägten Carbonisierung oberflächlicher Bezirke bilden sich mit Abfall der Hitzeeinwirkung (der Temperatur im Gewebe) Zonen mit Gewebsverschorfungen und Coagulationsnekrosen der Grundstrukturen aus, die sich gegenüber dem erhaltenen Gewebe deutlich abgrenzen (Moritz 1947, Ehlers 1959, Semm 1965, Zappi et al. 1971, Zervas und Kawayama 1972, Zimmermann und Kraushaar 1972, Larbig et al. 1975).

Pathologisch-anatomische Folgen nach thermochirurgischem Eingriff

Tierexperimentelle Befunde

Makroskopisch zeigen sich nach Beendigung der Thermokauterisation oder Abheben der Thermosonde an den Organoberflächen oder Schnitträndern grauschwarze, peripher grauweiße Verfärbungen. Innerhalb weniger Minuten bildet sich ein schmaler hyperämisch-hämorrhagischer Randsaum aus (Abb. 2a). Die hämorrhagische Randzone, die zwischen erhaltenem Parenchym und Nekrosezone bis zum 2. postoperativen Versuchstag deutlich ausgeprägt ist, ist nach Laserstrahltechnik nicht zu beobachten. Dies beruht offenbar darauf, daß es durch CO_2-Laser zu einer verstärkten Thrombosierung innerhalb kleiner Gefäße kommt (Zimmermann und Kraushaar 1972; Grotelüschen et al. 1974). Die im erhaltenen Randzonenparenchym erhöhte Gewebstemperatur, die unter der von Breitwieser et al. (1972) für 2 mm Nekrosetiefe mit 56° C angegebenen Temperatur liegen dürfte, ist als Ursache für diese erhöhte vasculäre Permeabilität anzunehmen (Ham und Hurley 1968).

Das thermocoagulierte und carbonisierte Gewebe ist etwa 3 mm breit, ähnlich wie nach Lasertechnik (Zimmermann und Kraushaar 1972; Link et al. 1976; (Abb. 2b)). Das am inneren Rand der Nekrose auftretende Ödem ist auf eine Erhöhung der Teilchenzahl in abgeschlossenen Kompartimenten als Folge der Hitzeeinwirkung mit nachfolgender Ansaugung von Flüssigkeit zurückzuführen (Cuppage et al. 1973). Mit zunehmender postoperativer Versuchszeit wölbt sich das bröcklige, carbonisierte Material über die Organoberfläche hinaus (Abb. 2c). Nach 6–8 Wochen findet sich eine Einsenkung von grauweißer Farbe. Herdförmig ist noch bröckliges, carbonisiertes Material erkennbar (Abb. 2d).

Histologisch bildet sich innerhalb von 3–4 Std eine ausgedehnte Nekrosezone mit vollständigem Verlust vitaler Enzymfunktionen aus (Grotelüschen et al. 1974; Abb 3). An

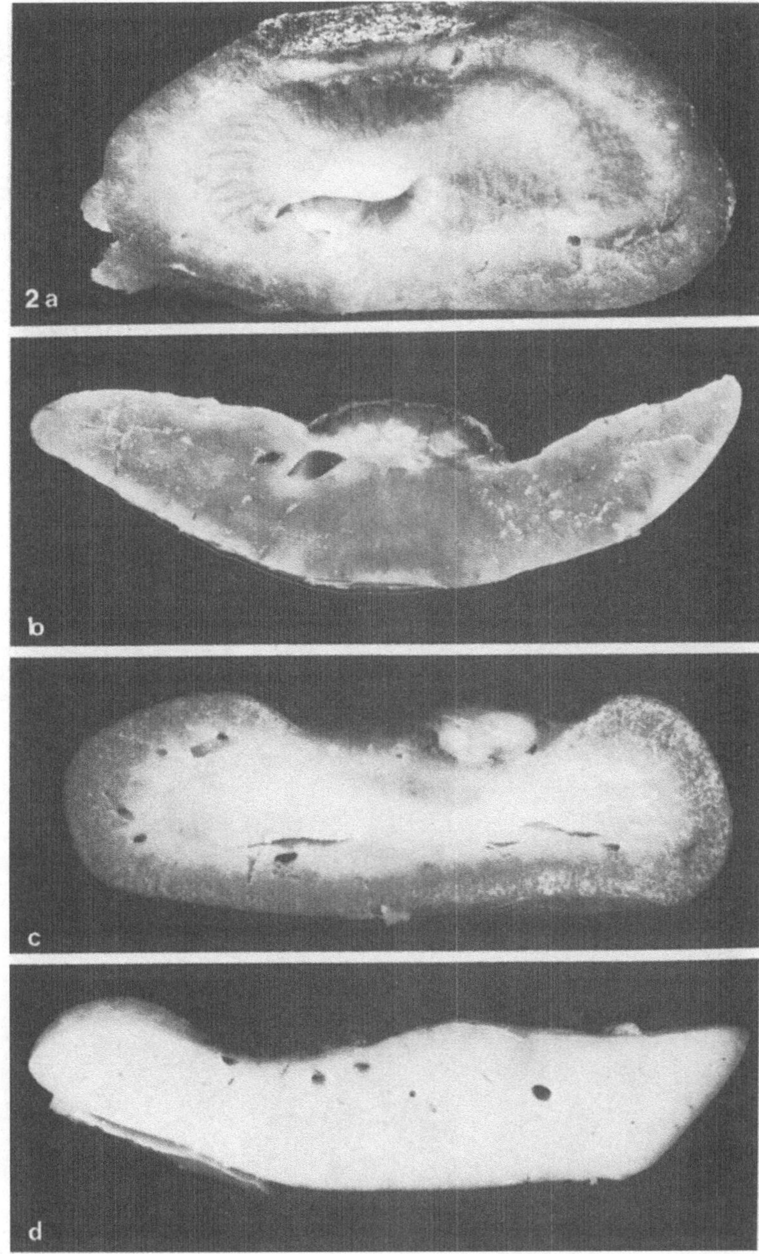

Abb. 2a–d. Sagittalschnitte durch Leber und Nieren nach focalen Thermoläsionen. **a** Frische 12 Std alte Thermonekrose mit hämorrhagischem Randsaum (Niere), **b** Erhabene Nekrosezone mit breiten Carbonisierungen nach 3 Wochen (Leber), **c** Eingesunkene Narbenzone mit umschriebenem Nekroseherd nach 6 Wochen (Niere), **d** Grauweiße schmale Narbenzone mit zarter Mesothelbedeckung nach 8 Wochen (Leber)

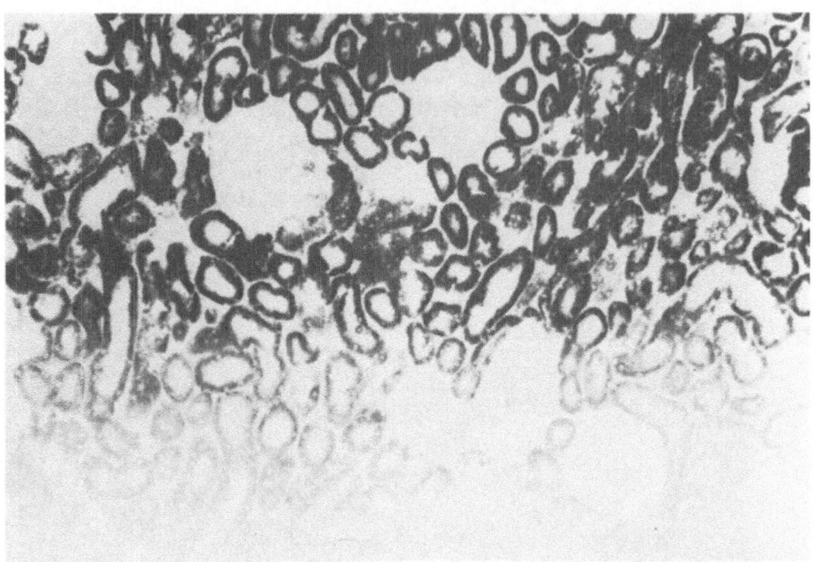

Abb. 3. Ausfall der SDH-Reaktion 2 Std nach Thermoläsion der Niere. 122 x

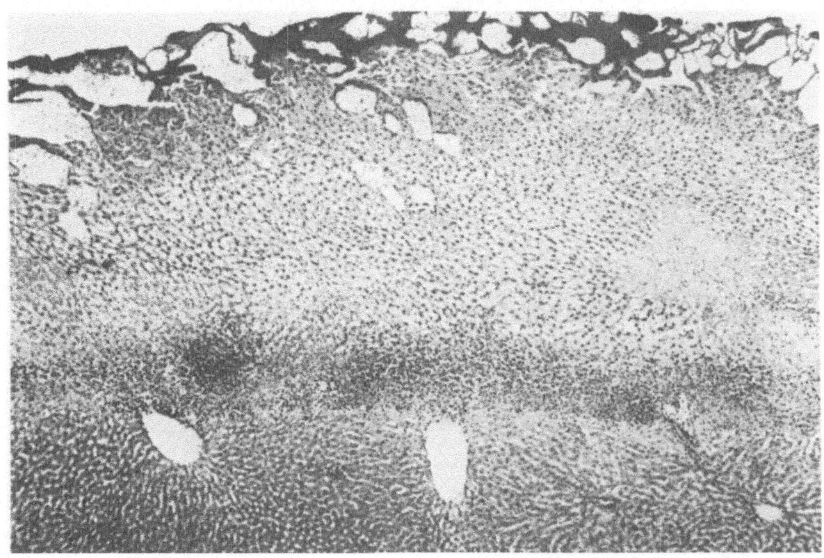

Abb. 4. 24 Std alte Thermonekrose in der Leber mit wallartigem Leukocytensaum an der Basis und ausgedehnten frischen Carbonisierungen an der Oberfläche. HE 40 x

der Oberfläche sind Carbonisierungen erkennbar (Abb. 4). Im Zentrum finden sich schattenhafte Umrisse der ursprünglichen Gewebsstrukturen mit z.T. erhaltenen Basalmembranen (Abb. 5) (Ehlers 1959; Zervas Kawayama 1972).

Innerhalb von 2 Wochen wird dieses carbonisierte Material von einem zellreichen Granulationsgewebe umschlossen und langsam resorbiert, wobei sich mehrkernige Riesenzellen

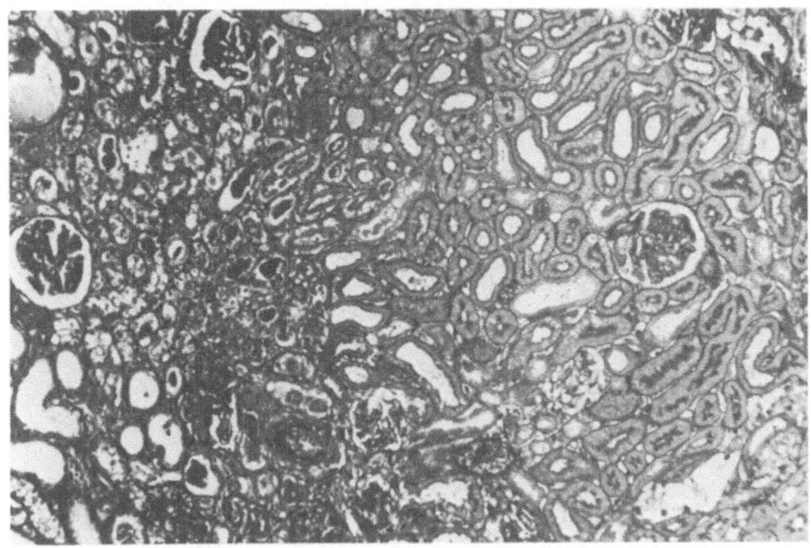

Abb. 5. Erhaltene Basalmembran in der Nierenrinde 7 Tage nach Thermoläsion. PAS 122 x

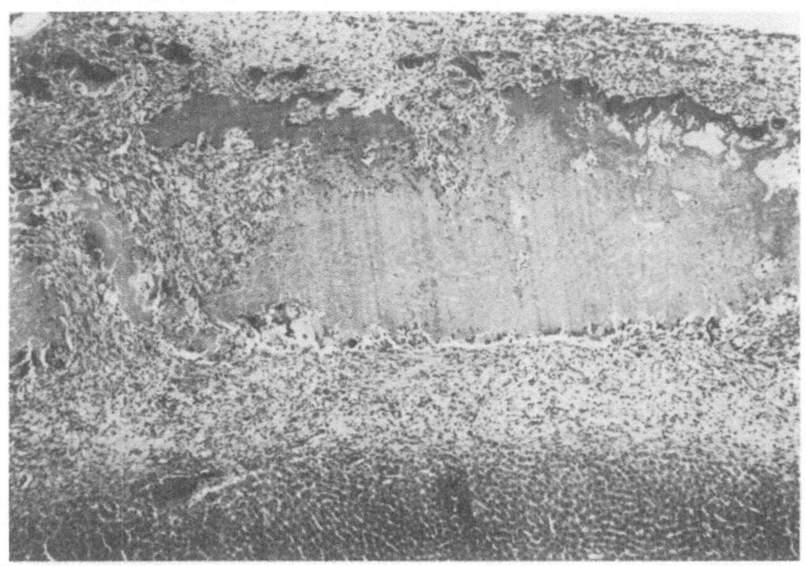

Abb. 6. Zellreiches Granulationsgewebe in der Leber mit breiten Nekroseflächen 2 Wochen nach Thermoläsion. HE 40 x

vom Fremdkörpertyp, reichlich Makrophagen, Fibroblasten und Lymphocyten an das nekrotische Material ähnlich wie nach Laserstrahltechnik anlagern (Paz und Spector 1972; Zimmermann und Kraushaar 1972; Breitwieser et al. 1973; (Abb. 6) Köhnlein et al. 1977).

Nach 8 Wochen ist in der Leber ein zellreiches Narbengewebe (Abb. 8), in der Niere eine breite hyalinisierte Bindegewebsfläche mit winzigen, eingeschlossenen Nekroseresten und

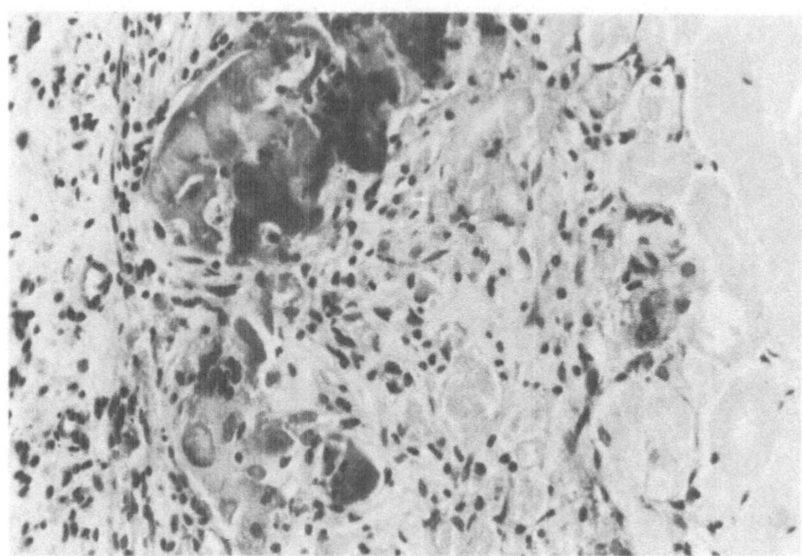

Abb. 7. Riesenzellenreaktion um eingeschlossenes carbonisiertes Material und Hyalinisierung der Nekrose 6—8 Wochen nach focaler Thermoläsion der Niere. HE 310 x

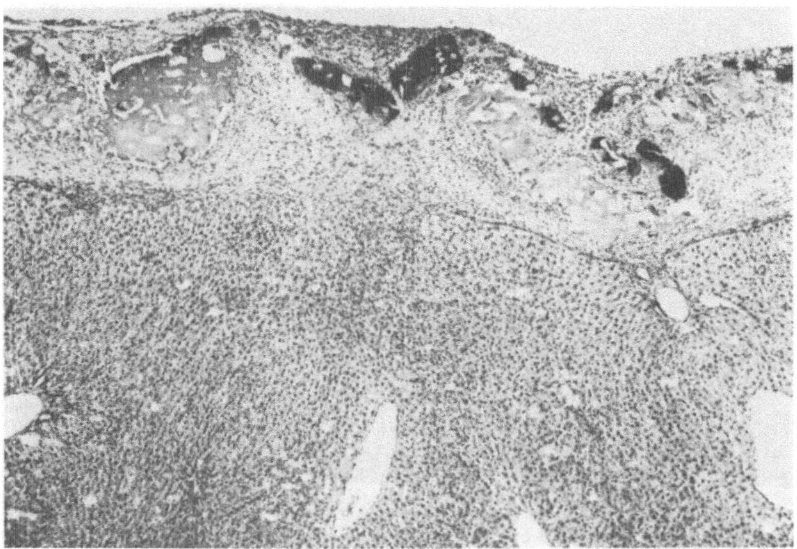

Abb. 8. Zellreiche Narbenzone mit Nekroseresten und schwarzbraunen Carbonisierungen in der Leber 8 Wochen nach Thermoläsion. HE 40 x

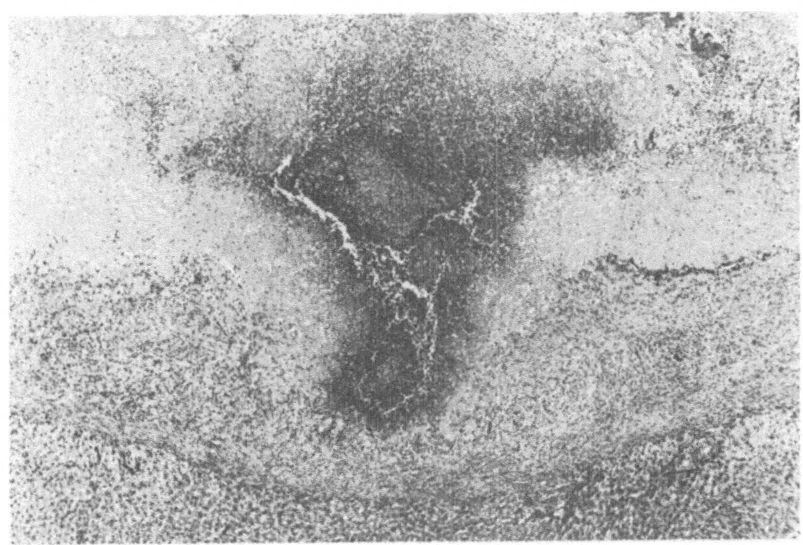

Abb. 9. Zellreiches Granulationsgewebe und leukocytärer Absceß im Nekrosebereich der Leber nach Thermoläsion. HE 40 x

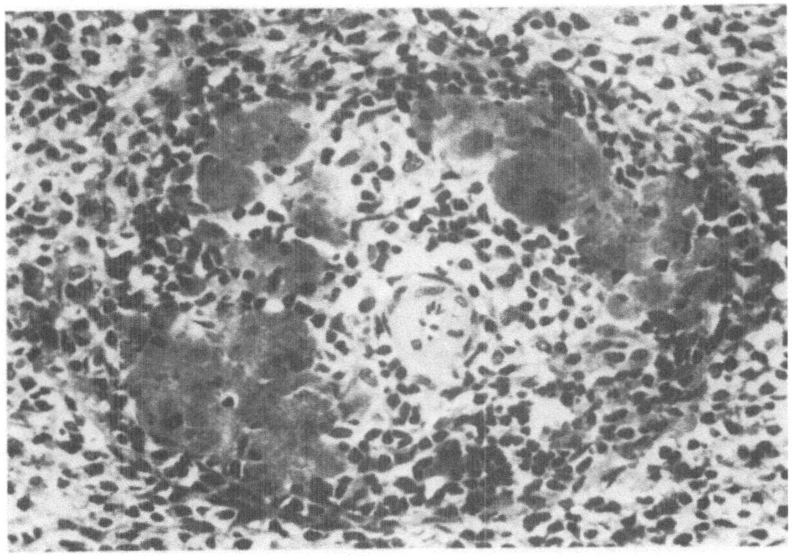

Abb. 10. Gespeichertes Carbonisierungsmaterial in der weißen Milzpulpa. HE 310 x

Riesenzellen nachweisbar (Abb. 7). Carbonisierungsreste liegen immer noch unter den entsprechenden Organkapseln (Abb. 8). Vereinzelt kommt es zu Abscedierungen (Abb. 9).

In der Milz findet sich ein gleichartiger Wundheilungsablauf. In der weißen Pulpa sieht man disseminiert in der inneren Marginalzone und am Rande von Keimzentren gespeichertes carbonisiertes Material (Abb. 10).

20

Im Magen entwickeln sich Schleimhautulcerationen mit gedeckten Wandperforationen.
Sie werden randständig mit Überhäutungsepithel bedeckt. In der Regel sind jedoch nach
8 Wochen die Schleimhautdefekte noch nicht komplett überhäutet. Im Ulcusgrund zeigt
sich ein zellreiches Granulationsgewebe mit inkorporiertem carbonisierten Material.

Menschliches Untersuchungsgut

Gleichartige makroskopische und histologische Bilder wie im Tierexperiment werden auch
nach focalen Thermo- und Lasercoagulationen an den verschiedenen Geweben des Menschen beobachtet. So werden blutende Läsionen des Magen-Darm-Traktes (z.B. blutende
Ösophagusvaricen) durch Elektro- und Laser-Coagulation erfolgreich behandelt (Koch et al.
1973; Stadelmann et al. 1973, 1977; Frühmorgen et al. 1974; Bodic et al. 1979).
   Vielfach werden Haut- und Schleimhauttumoren mittels Thermokauter abgetragen.
Noduläre Hyperplasien und Carcinome der Prostata sowie Harnblasengeschwülste werden
ausnahmslos transurethral elektroreseziert.

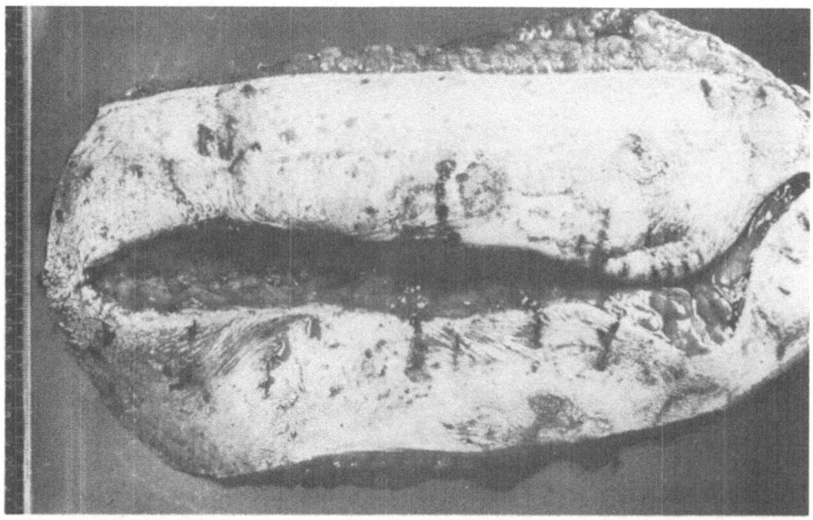

Abb. 11. Platzbauch 3 Wochen nach primärer, elektrochirurgischer Schnittführung

   Da vergleichende Untersuchungen mit nicht thermochirurgischen Maßnahmen wie dem
normalen Skalpell nicht vorliegen, wird im Allgemeinen dem postoperativen Verlauf nach
Thermoläsion keine besondere Bedeutung geschenkt. Klinische Beobachtungen haben
jedoch gezeigt, daß es nach thermochirurgischen Eingriffen erhebliche Verzögerungen in
der Wundheilung geben kann mit langanhaltenden Haut- und Schleimhauterosionen,
Ulcerationen, Abscedierungen und Fistelbildungen. Auch Platzbäuche (Abb. 11) und
Anastomoseninsuffizienzen werden nach elektrochirurgischer Schnittführung häufiger
beobachtet.

Haut

Nach thermochirurgischer Abtragung seborrhoischer oder aktinischer Keratosen, von Basaliomen oder Plattenepithelcarcinomen finden sich frische Carbonisierungen am Abtragungsrand (Abb. 12). Im verbleibenden Wundgebiet sind gleichartige Strukturen mit leukocytärer Durchsetzung vorhanden. Die epithelialen Überhäutungsvorgänge werden durch randständige zapfenartige Granulationen mit langanhaltenden nässenden Erosionen eingeschränkt (Babyan und Farthmann 1977; Baur et al. 1977; Li et al. 1980).

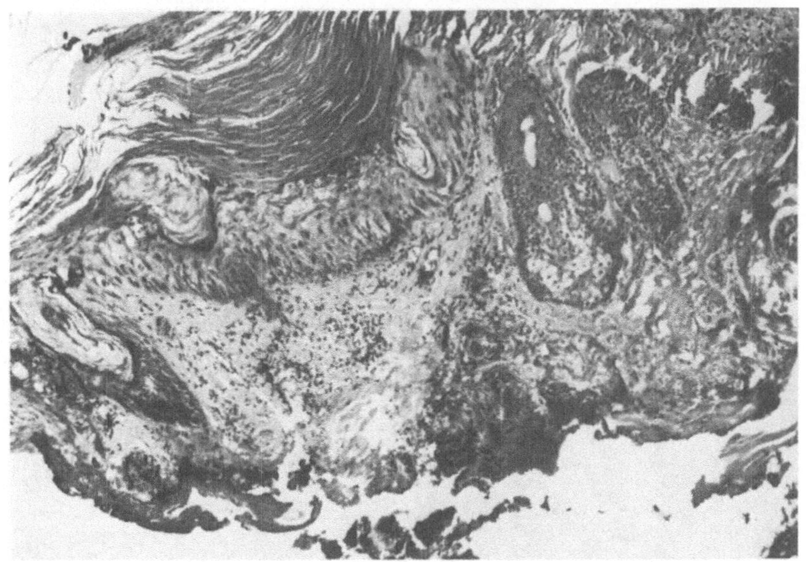

Abb. 12. Aktinische Keratose der Haut mit carbonisiertem Abtragungsrand. HE 122 x

Kehlkopf

Nach Laserstrahlkoagulation und -resektion von Stimmbandpapillomen ist auch hier der Reepithelisierungsprozeß gegenüber der üblichen endoskopischen chirurgischen Abtragung verzögert (Pau 1981, persönliche Mitteilung). Histologisch sind typische Carbonisierungen nachweisbar (Abb. 13a, b).

Leber-Magen-Darm-Trakt

An mehreren Obduktionsfällen konnten Wundreaktionen im Leberparenchym nach diagnostischen Keilexcisionen und in einem Fall nach einer Nachresektion von Lebergewebe aus einem Wundbett nach primärer Keilexcision mit dem Elektroskalpell untersucht und mit experimentellen Untersuchungsergebnissen verglichen werden.

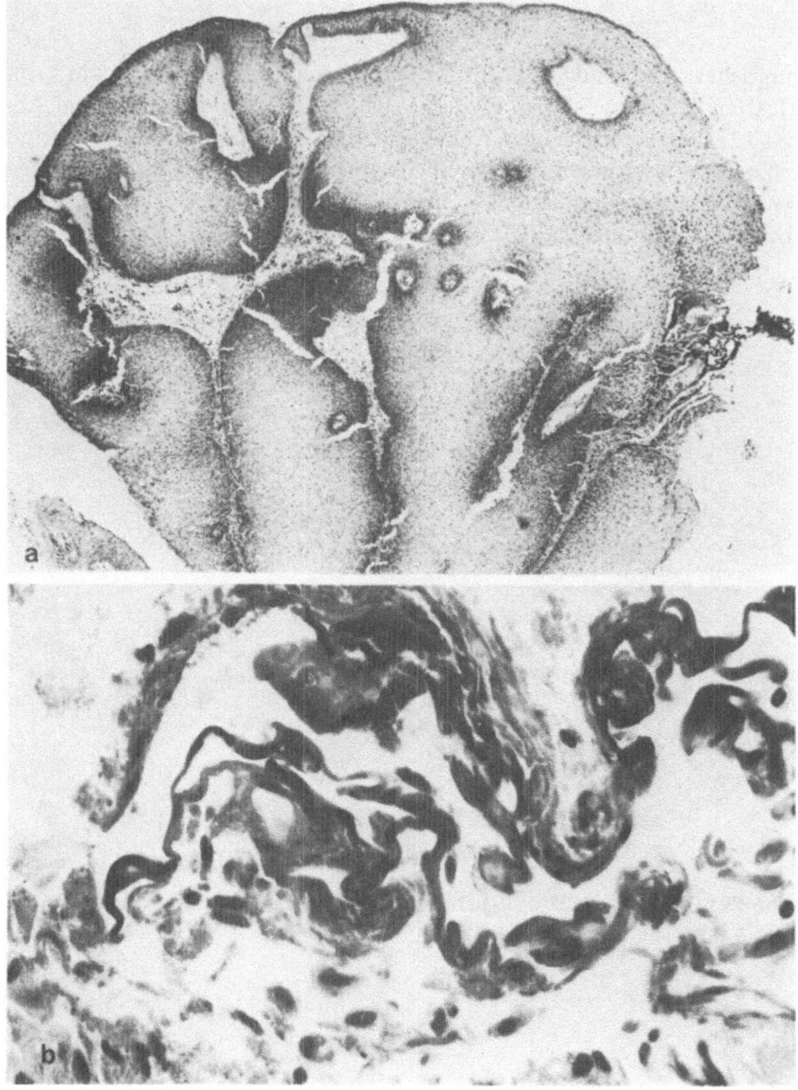

Abb. 13. a Stimmbandpapillom nach Laserabtragung. HE 40 x, **b** Coagulationszone nach Lasereinwirkung. HE 510 x

Ebenso wie im Tierexperiment schließt die frische Thermonekrose ausgedehnte Carbonisierungen ein (Abb. 14). 3 Wochen postoperativ sind zellarme Nekroseflächen sichtbar, die randständig von einem Granulations- und Narbengewebe umgeben werden. Nennenswerte resorptive Vorgänge sind nicht vorhanden (Abb. 15).

Im Stiel von Dickdarmadenomen und im verbleibenden Wundgebiet sind leukocytär durchgesetzte Thermonekrosen vorhanden, die — wie wiederholte endoskopische Kontrollen gezeigt haben — nur langsam überhäutet werden (Abb. 16).

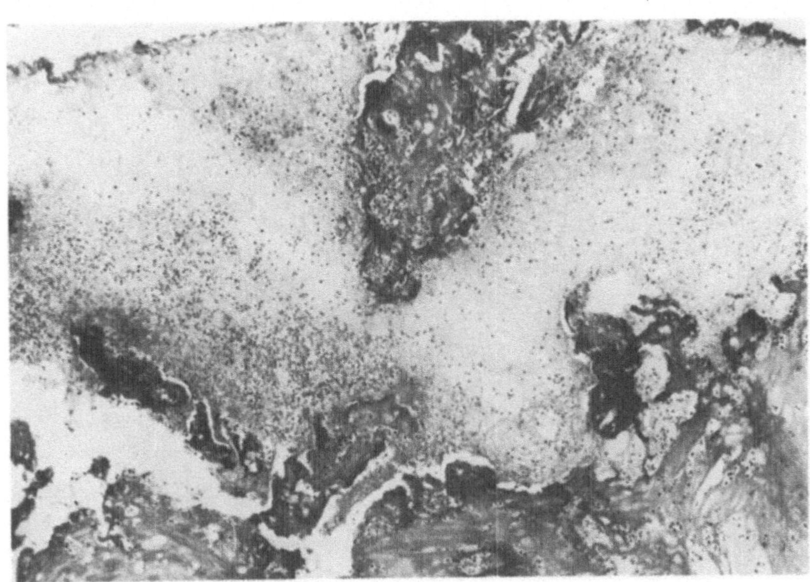

Abb. 14. Frische Carbonisierungszone nach Elektrokeilexcision aus der Leber. HE 40 x

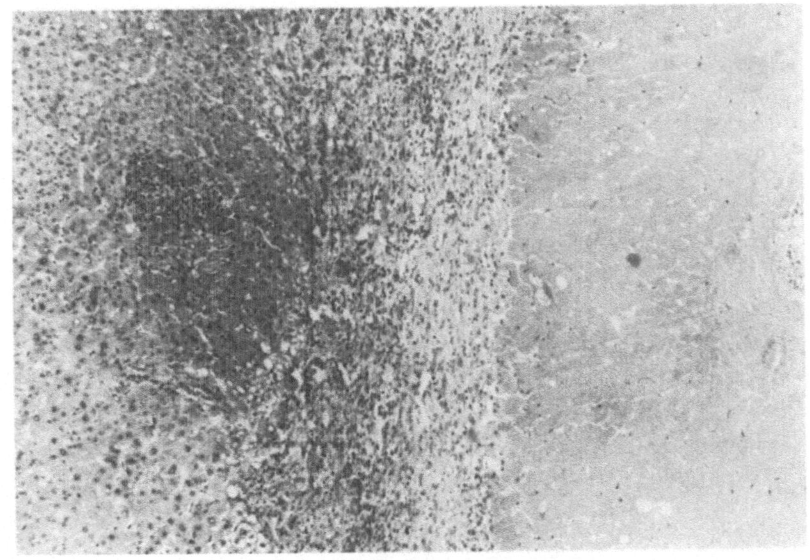

Abb. 15. 3 Wochen alte Thermonekrose in der Leber nach Elektrokeilexcision. HE 122 x

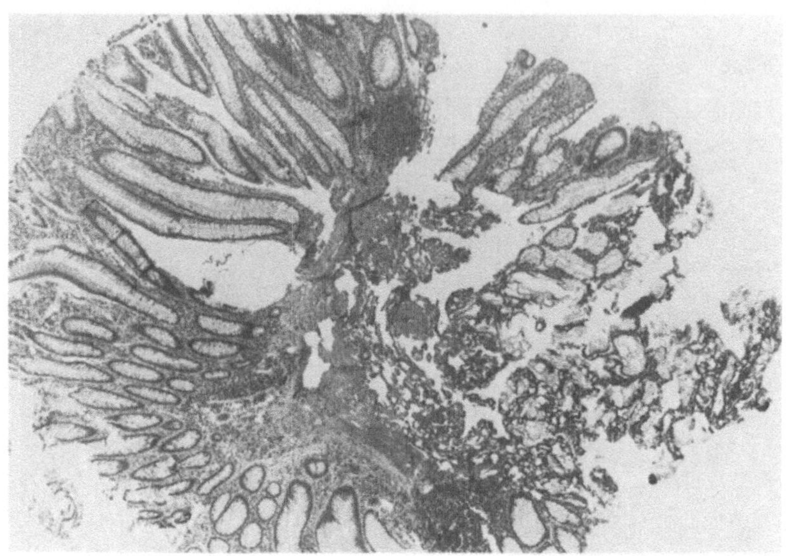

Abb. 16. Dickdarmadenom mit coaguliertem Abtragungsrand. HE 40 x

Urogenital-Trakt

Portio-Cervix: Elektrokonisationen sind im Gegensatz zum sog. Messerkonus durch verzögerte Wundabläufe gekennzeichnet. Der kosmetische Erfolg ist jedoch nicht unter-

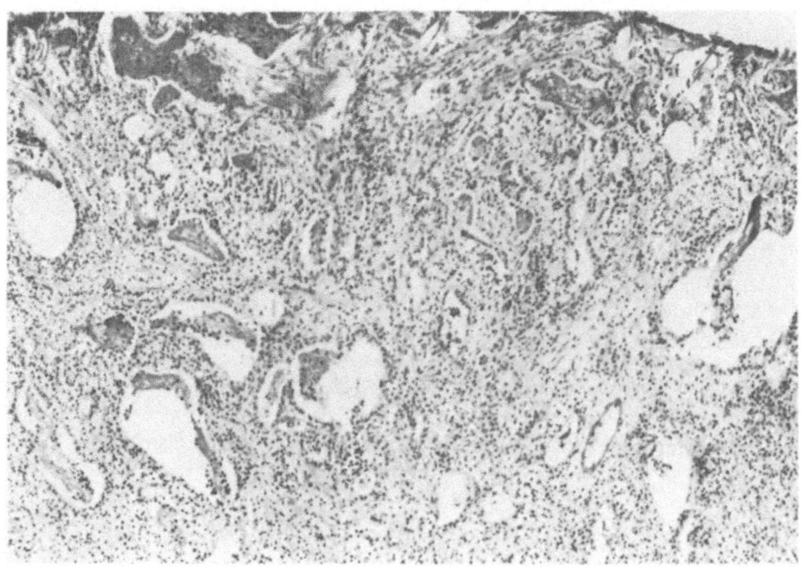

Abb. 17. 10 Tage alter Coagulationsrand aus der Prostata mit zellreicher Stromareaktion.
HE 122 x

schiedlich. Bei cytologischen Kontrollen sind jedoch nicht selten vermehrt Plattenepitheldysplasien zu beobachten (Link et al. 1981).

Prostata und Harnblase: Die Elektroresektion von urothelialen Carcinomen der Harnblase und von nodulären paraurethralen glandulären Prostatahyperplasien sowie von Prostatacarcinomen ist ein technisch erprobtes Verfahren. Im Wundbett kommt es jedoch nicht

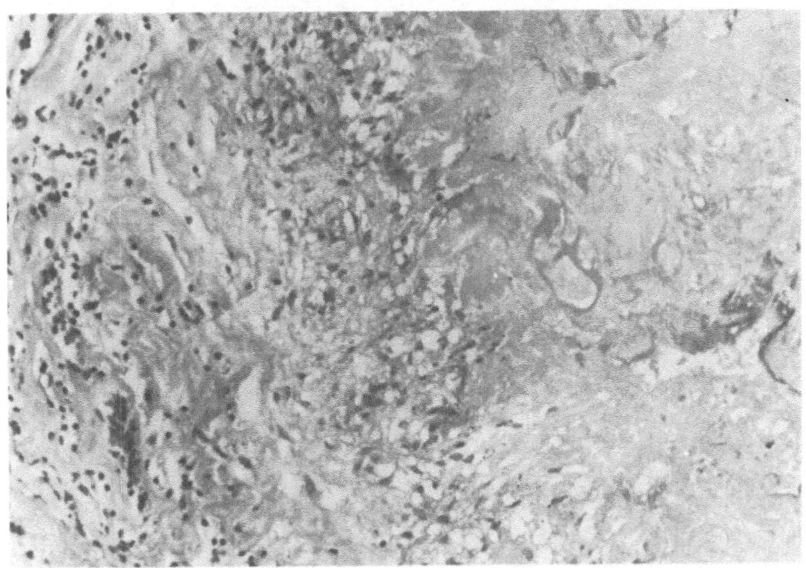

Abb. 18. Coagulationsnekrose in der Prostata nach Elektro-TUR. 4 Wochen alt. HE 310 x

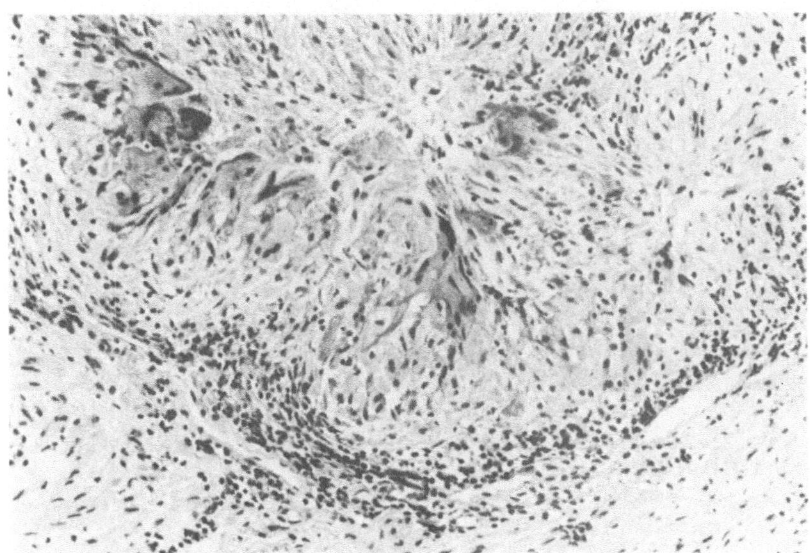

Abb. 19. Persistierendes Granulom in der Prostata 3 Monate nach Elektro-TUR. Klinisch Carcinomverdacht. HE 180 x

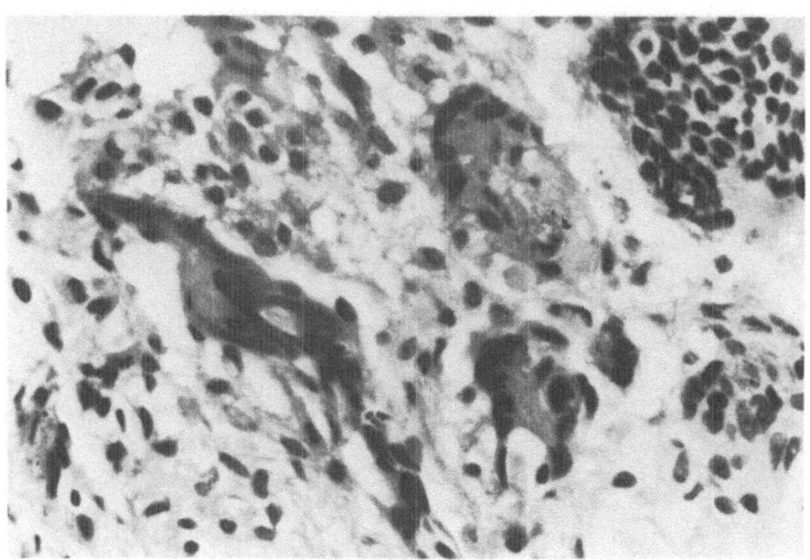

Abb. 20. Reste carbonisierten Materials in Fremdkörperriesenzellen im Prostatagranulom. HE 410 x

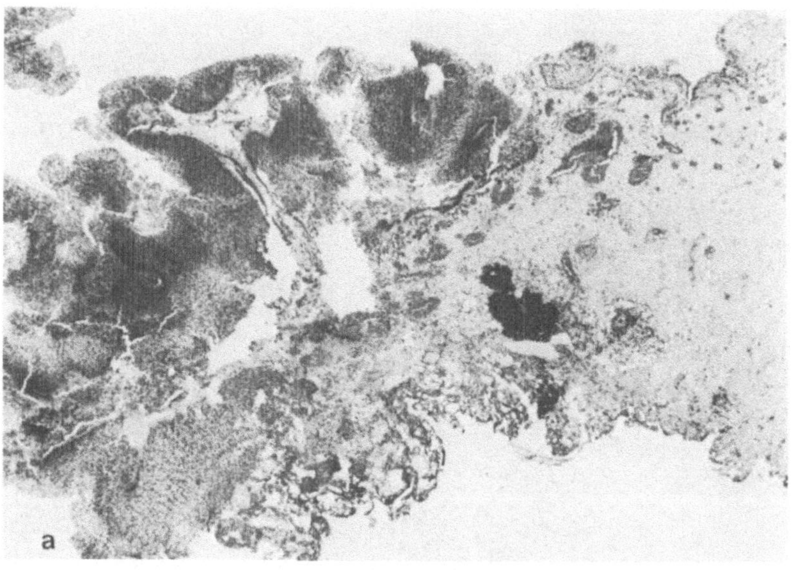

Abb. 21a. Papilläres urotheliales Carcinom Grad I mit thermokauterisiertem Abtragungsrand. HE 40 x

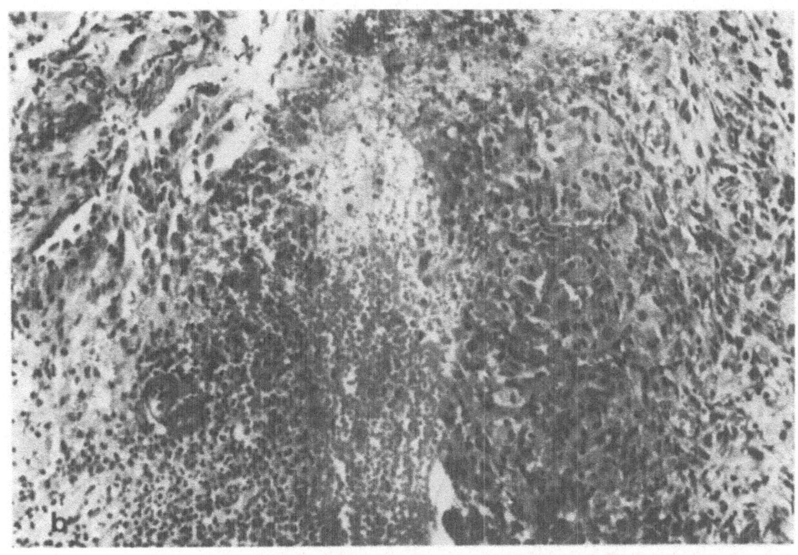

Abb. 21b. Granulationsgewebe in der Harnblasenwand nach Elektro-TUR. HE 310 x

selten zu ausgedehnten leukocytären Demarkationen und Granulationen, die langwierige, konservative Behandlungen und auch chirurgische Interventionen notwendig machen.

In nachreseziertem Prostatagewebe ist etwa 10 Tage postoperativ (nach der primären Elektroresektion) eine von Leukocyten und Rundzellen durchsetzte Stromareaktion erkennbar (Abb. 17). Nicht selten sind zentrale Nekrosen mit Resten von carbonisiertem Material nachweisbar. Randständig findet sich eine granulomatöse Reaktion mit Makrophagen und Riesenzellen (Abb. 18–20). Diese granulomatöse Reaktion kann in Unkenntnis vorangegangener elektrochirurgischer Eingriffe morphologisch als spezifischer Prozeß und klinisch durch Verhärtung der Prostata als tumoröser Vorgang fehlgedeutet werden.

In der Harnblase sind bei therapeutisch-diagnostischen Nachresektionen bei vordiagnostizierten urothelialen Carcinomen urotheliale Einzel- und Gruppendysplasien zu beobachten, die wiederum Schwierigkeiten bei der Abgrenzung von Dysplasien in Nachbarschaft von Carcinomen bereiten können. Bei den thermoinduzierten Makrophagen und epitheloidzellreichen Granulomen in der Harnblasenwand werden — wenn eingeschlossene Carbonisierungsreste übersehen werden — parasitäre und tuberkulöse Prozesse diskutiert (Abb. 21, 22).

Die Therapie dieser granulomatösen Veränderungen mit Fistelungen, Abscedierungen, erhöhten Temperaturen, Leukocytose und BSG-Erhöhung ist die Entfernung des thermonekrotischen Materials mit den Carbonisierungen durch nicht elektrochirurgische Maßnahmen.

28

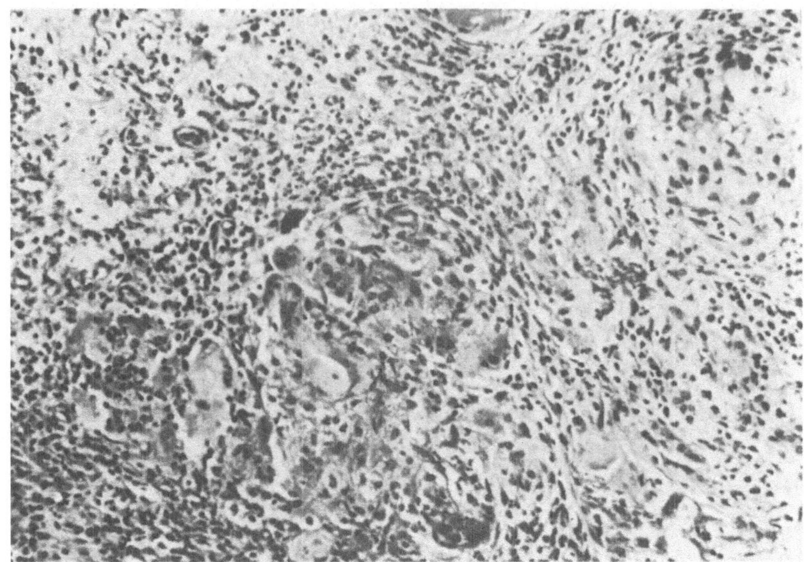

Abb. 22. Granulomatöse Reaktion in der Harnblasenwand mit Riesenzellen vom Fremd-körper- und Langhans-Typ 6 Wochen nach Elektroresektion bei Verdacht auf Carcinom. Erfolglose konservative Behandlung wegen chronisch-rezidivierender Urocystitis. HE 307 x

Allgemeine celluläre Analyse

Sowohl bei der tierexperimentellen Untersuchung als auch in der Einzelbeobachtung an menschlichem Untersuchungsgut ist nach einmaliger oder wiederholter Thermoläsion die exsudative Phase der Wundheilung durch polymorphkernige Leukocyten und Monocyten und die reparative Phase durch Makrophagen, Lymphocyten und Plasmazellen gekenn-zeichnet. Nach 4 Wochen sind im Tierexperiment noch relativ hohe Prozentsätze von Ma-krophagen und Lymphocyten/Plasmazellen zu verzeichnen. Der Anteil der Fibroblasten ist entsprechend erniedrigt. Diese prozentuale Verteilung ist im menschlichen Untersu-chungsgut noch nach 3 Monaten zu erkennen (Abb. 23a). Der aktive entzündliche Prozeß wird unterstrichen durch die ansteigende Zelldichte im Granulationsgewebe. Nach 3 Mo-naten ist noch kein nennenswerter Abfall sichtbar (Abb. 23b).

Vergleich mit anderen nicht thermochirurgischen Läsionen

Der celluläre Vorgang der Wundheilung nach Elektro-Thermoläsion unterscheidet sich zwar prinzipiell nicht von anderen nicht hitzebedingten Läsionen. Der Vergleich der Zelldichten und der Zellverteilungen vor allem in der reparativen Phase zeigt jedoch, daß nach Thermonekrosen im Gegensatz zur einfachen Skalpell- oder Cryowunde an der Haut oder in parenchymatösen Organen die proliferative Aktivität der Makrophagen und der Fibroblasten erhöht ist, während der Vernarbungsprozeß, der durch eine abfallende Zell-

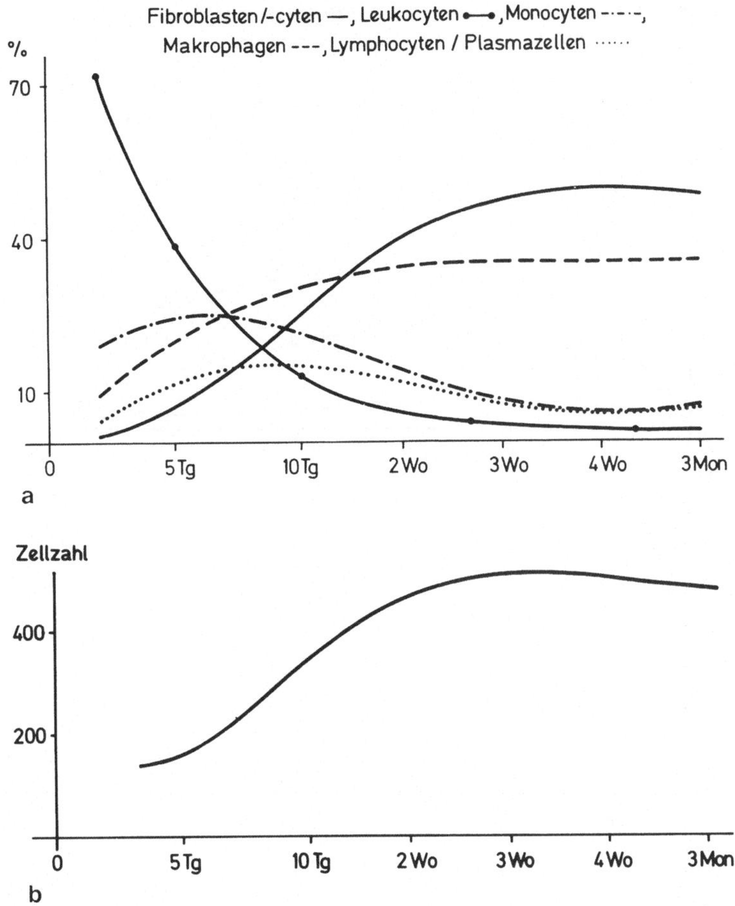

Abb. 23. a Prozentuale Zellverteilung, **b** Zelldichte $(0.01 \ mm^2)$ im Granulationsgewebe nach thermochirurgischen Eingriffen

dichte charakterisiert ist, noch ausbleibt (Abb. 24a, b, 25). Diese gesteigerten cellulären Aktivitäten, die bei normaler, unkomplizierter Wundheilung nach 4 Wochen nicht mehr bestehen, weisen darauf hin, daß die Wundheilung noch nicht abgeschlossen ist und im Vergleich mit anderen chirurgischen Maßnahmen wie normalem Skalpell, Cryochirurgie oder Ligation an Haut, Leber, Magen-Darm-Trakt oder Nieren verzögert ist (Ehlers 1959; Lounsberry et al. 1961; Helpap und Cremer 1970; Helpap 1973; Helpap et al. 1974, 1977a, b; Tipton et al. 1975; Link et al. 1976; Monsaigeon und Molimard 1976, Sozio et al. 1976; Köhnlein et al. 1977; Neel und Ritts 1979; Helpap und Grouls 1979, 1980, 1981). Eine wesentliche Ursache für die verminderte Reparationsfähigkeit nach Thermoläsionen ist das carbonisierte Material selbst, denn eine nachfolgende Excision der Thermonekrose beschleunigt die Wundheilung wieder. Sie entspricht dann derjenigen nach einfacher Skalpelläsion oder nach einem cryochirurgischen Eingriff (Monsaigeon und Molimard 1976; Helpap 1980). Die schlechte Resorbierbarkeit des thermisch alterierten Materials scheint vor allem in der veränderten molekularen Struktur des Gewebes zu liegen, wie

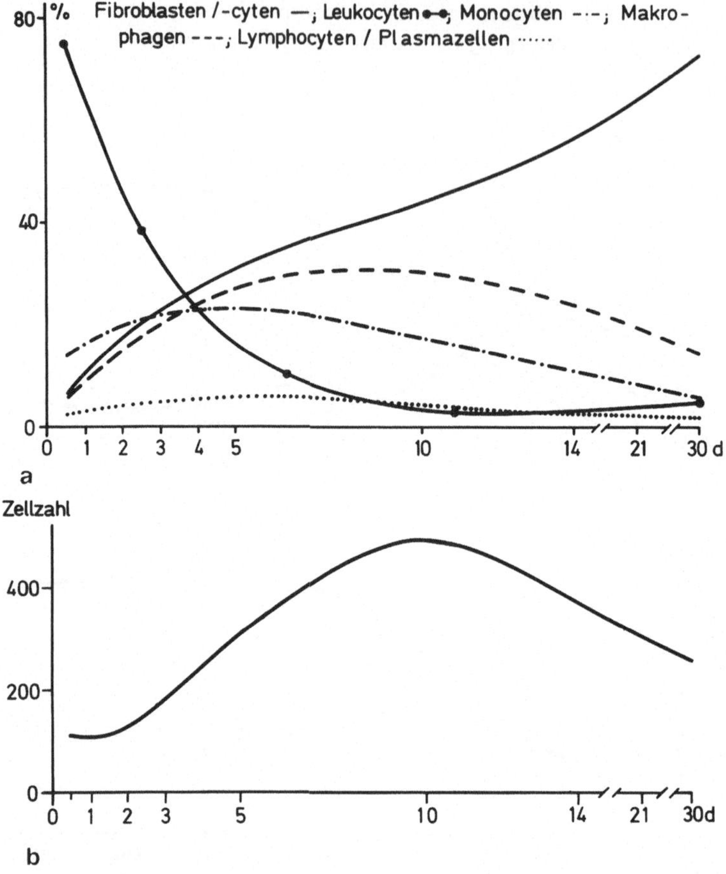

Abb. 24. a Prozentuale Zellverteilung, **b** Zelldichte (0.01 mm^2) im Granulationsgewebe nach einfachen Skalpell- oder cryochirurgischen Wunden

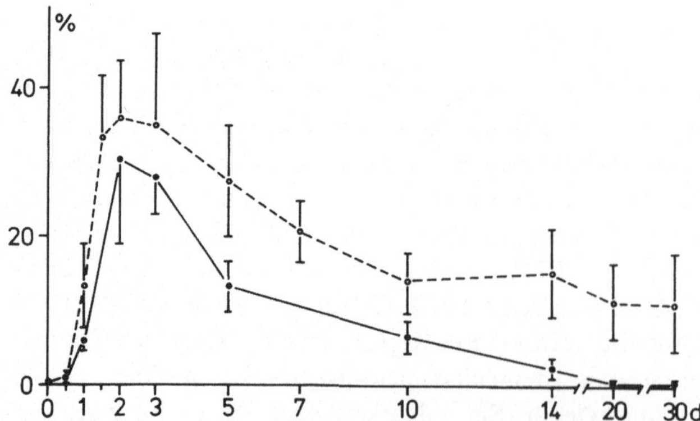

Abb. 25. Prozentsätze radioaktiv markierter Zellen im Granulationsgewebe nach thermo- (---) und cryochirurgischen Eingriffen (——). Erhöhte Prozentsätze noch 4 Wochen nach Thermochirurgie

dies die schlechte Resorbierbarkeit von heterologem gegenüber homologem Fibrin aufzeigt (Banerjee und Glynn 1960). Dieses carbonisierte und nekrotische Material können die Makrophagen offenbar nicht optimal aufbereiten und resorbieren (Spector 1969).

Nicht unwesentlich ist auch der Aufbau der Nekrosezone. Während ein thermochirurgischer Eingriff unter weitgehender Zerstörung der ehemaligen Gewebsstruktur eine mehrschichtige Nekrose mit scharfer Grenze zum erhaltenen Parenchym hervorruft (Sowislo et al. 1979), finden sich z.B. nach Cryoläsionen noch reichlich erhaltene bindegewebige Septen, die das Einsprossen des Granulationsgewebes in die Nekrose und ihre Resorption begünstigen (Helpap und Grouls 1979). Auch die Reepithelisierung bei Hautschnitten sowie die Faserbildung bzw. Zugfestigkeit ist nach Skalpellwunden stärker bzw. größer als nach elektrochirurgischen Maßnahmen (v. Seemen 1956; Sozio et al. 1976; Sowislo et al. 1979).

Neben den genannten proliferativen und resorptiven Störungen von epithelialen und mesenchymalen Zellen liegen zusätzlich auch Störungen im Immunsystem vor, die vor allem im Rahmen der engen Kooperation von Makrophagen und Lymphocyten Einfluß auf die Wundheilung nehmen können.

Die Milzreaktion nach focalen Thermoläsionen

Gewicht

Das relative Milzgewicht (Milzgewicht/Körpergewicht) verändert sich nach Scheinoperationen nicht. Nach einmaligen Thermoläsionen tritt innerhalb der ersten 4–5 postoperativen Tage eine Erhöhung ein. Der stärkste Anstieg ist nach Thermonekrosen am Magen-Darm-Trakt zu verzeichnen. Nach wiederholten Thermoläsionen an Leber und Nieren ist der Milzindex bis zum 7. postoperativen Tag erhöht (Abb. 26).

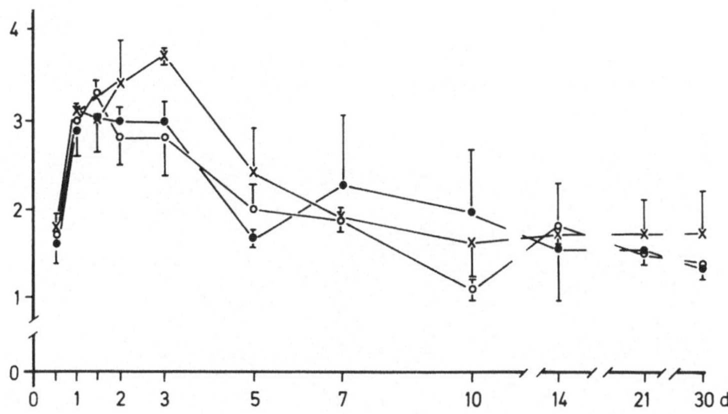

Abb. 26. Erhöhtes relatives Milzgewicht innerhalb der ersten 5 Tage nach focaler Hitzecoagulation von Leber (−●−), Milz (−○−), Niere und Magen (−x−)

Morphologie

Die weiße und rote Milzpulpa sind bei unbehandelten Kontrolltieren scharf voneinander abgrenzbar. In der roten Pulpa sind verstreut liegende Nester basophiler Zellen erkennbar. In der weißen Pulpa sind die Follikel und die umgebende Marginalzone sowie die periarteriolären Lymphocytenscheiden regelmäßig entwickelt. Im Durchschnitt weisen 20% der Lymphfollikel ein Keimzentrum auf. Dies ist zumeist nur geringfügig aktiviert und etwas unscharf gegenüber dem Lymphocytenwall abgegrenzt (Abb. 27). Nach focalen Thermo-

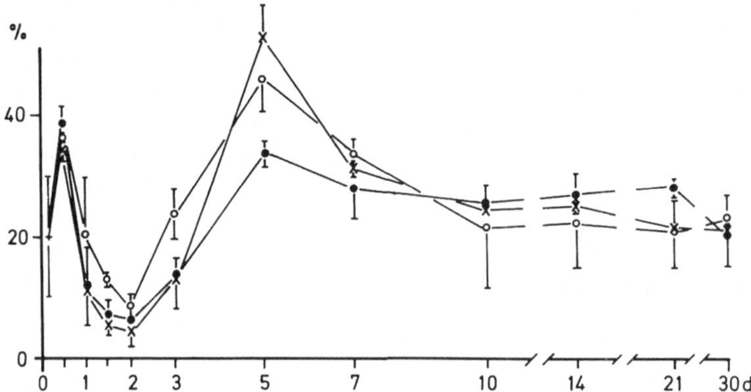

Abb. 27. Prozentsätze von Follikeln mit Keimzentren nach focaler Hitzecoagulation von Leber (−●−), Milz (−○−), Niere und Magen (−x−). Keimzentrumsdissoziation zwischen dem ersten und dritten Tag mit nachfolgender kompensatorischer Hyperplasie und max. am 5. Tag

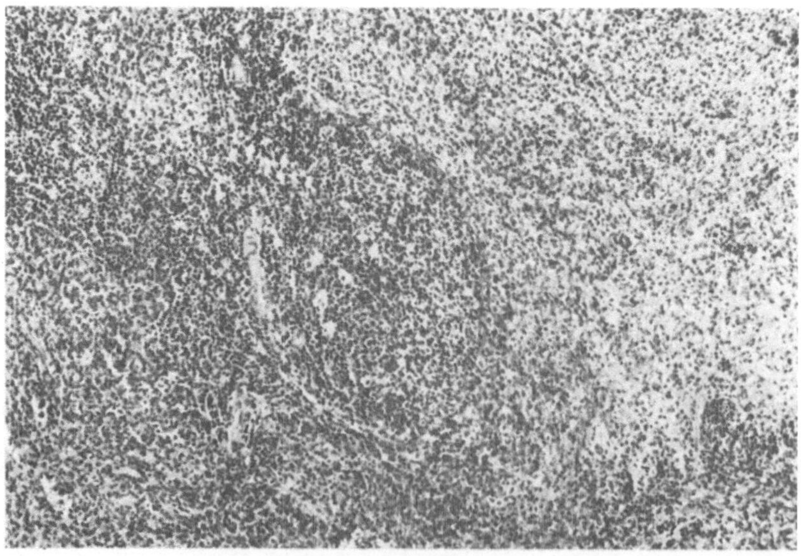

Abb. 28. Beginnende Keimzentrumsdissoziation nach Thermoläsion der Leber. HE 40 x

läsionen an verschiedensten Organen kommt es innerhalb der ersten 12 Std zu einer leichten Zunahme von Größe und Zahl der Keimzentren. Dieser initialen, jedoch kurzfristigen Keimzentrumaktivierung folgt eine rasche Dissoziation. Nach 36 bis 48 Std sind nur ganz vereinzelt kleine Keimzentren nachweisbar. Nachfolgend finden sich in diesen winzigen Keimzentren Gruppen blastischer Zellen am Rande der Follikel zur PALS hin und werden dann stetig zahlreicher und größer. Die kompensatorische Hyperplasie der Keimzentren erreicht ihre höchsten Werte zwischen dem 4. und 7. postoperativen Tag. Erst nach 3 Wochen kommt es zu einer Angleichung an die Werte der Kontrolltiere (Abb. 27, 28).

Die stärkste Dissoziation und die ausgeprägteste kompensatorische Hyperplasie sind wiederum nach Thermoläsionen des Magen-Darm-Traktes nachweisbar. Nach Thermoläsionen an Leber und Nieren sind diese Veränderungen nur mäßig ausgeprägt.

Die periarteriolären Scheiden treten innerhalb der ersten zwei postoperativen Tage deutlicher gegenüber den Follikeln hervor. In der peripheren PALS treten blastisch transformierte, pyroninophile Zellen auf. In der zentralen PALS finden sich basophile Zellen in unmittelbarer Nachbarschaft um die Terminalarteriolen. Zwischen dem 1. und 3. Tag besteht eine deutliche Lymphocytenverarmung dieser Zone, die derjenigen ähnelt, wie sie bei thymektomierten Tieren zu beobachten ist (Abb. 29). Nach dem 3. Tag kommt es zu einer Repopulation. Die eindrucksvollsten Veränderungen sind wieder nach Thermoläsionen des Magen-Darm-Traktes zu beobachten.

Nach wiederholten focalen Verbrennungen an Leber und Niere tritt keine nennenswerte Dissoziation der Follikel auf. Stattdessen ist die Zahl der Keimzentren innerhalb der ersten 24 Std erhöht. Sie enthalten helle, mittelgroße lymphatische Zellen. Diese Hyperplasie mit großen kompakten Keimzentren und breitem Lymphocytenwall hält bis zum 10. Versuchstag an. Danach gleichen sich die Werte denen nach einmaliger Thermonekrose bzw. denen von Kontrollmilzen an (Abb. 30).

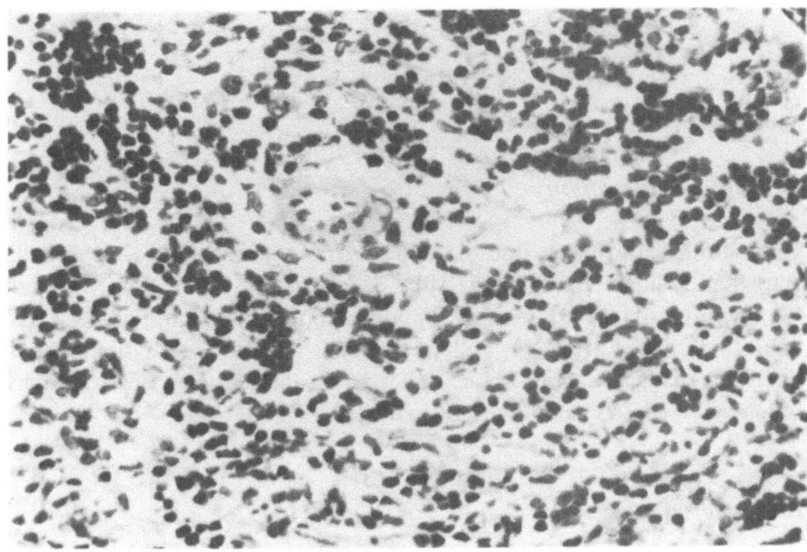

Abb. 29. Ausgeprägte Dissoziation mit Lymphocytenverarmung der zentralen PALS 2 Tage nach Thermoläsion. HE 310 x

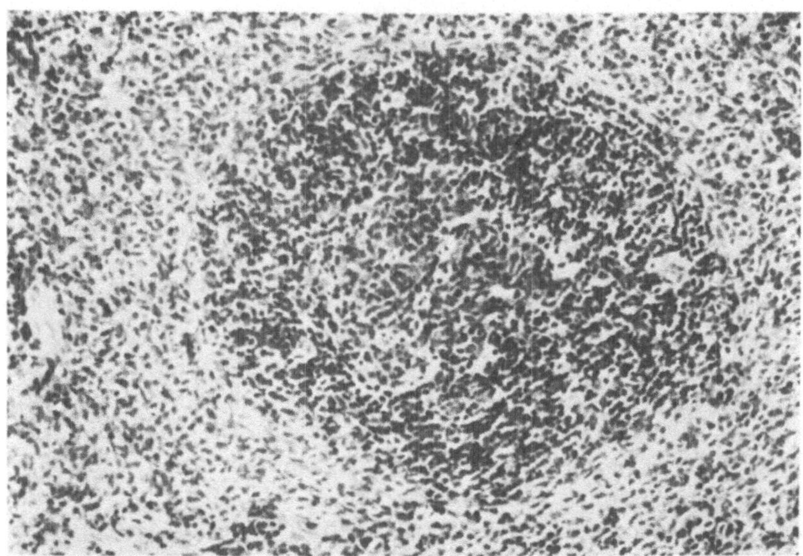

Abb. 30. Mäßiggradige Keimzentrumshyperplasie und Verbreiterung der Marginalzone sowie Lymphocytenauffüllung der PALS 5 Tage nach Thermoläsion. HE 122 x

In der Marginalzone kommt es zur Einwanderung polymorphkerniger Leukocyten. Verstreut findet sich gespeichertes, carbonisiertes Material. Nach ein- und mehrfachen Thermoläsionen verbreitert sich diese Zone bis um den Faktor 1,5.

Nach 14 Tagen sind gegenüber den unbehandelten Kontrollmilzen keine nennenswerten cellulären Unterschiede erkennbar. Auch das carbonisierte Material ist weitgehend verschwunden.

Autoradiographie

Einmalige Thermoläsion

Unter Ruhebedingungen sind die Zellen der Keimzentren in Kontrollmilzen mit 20,5% am stärksten radioaktiv markiert (Abb. 31, 32). Außerhalb der Keimzentren ist die Markierungsintensität relativ niedrig. In der peripheren PALS und in der PALS-nahen Marginalzone sind 2,0 bzw. 1,8% der Zellen radioaktiv markiert. Im Lymphocytenwall sind 1,0%, in der follikelnahen Marginalzone 0,8% und in der zentralen periariolären Lymphocytenscheide 0,9% der Zellen radioaktiv markiert (Abb. 31–34).

Keimzentren

Nach einmaliger Thermonekrose kommt es entsprechend der Dissoziation der Keimzentren zu einem Abfall der Prozentsätze radioaktiv markierter Keimzentrumszellen mit Minimal-

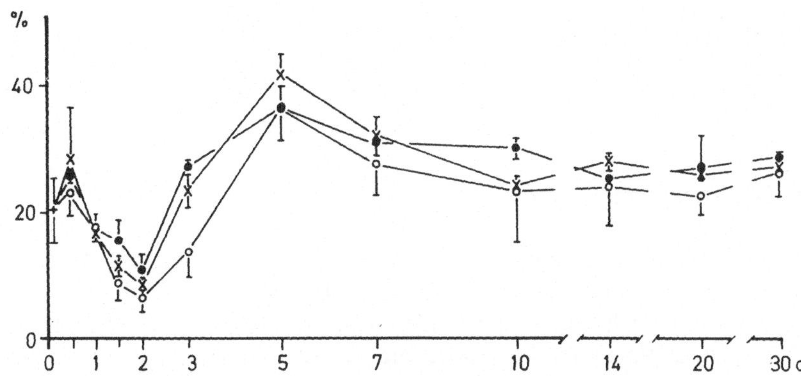

Abb. 31. Verlauf des Markierungsindex von Keimzentrumszellen nach focaler Hitzecoagulation von Leber (—●—), Milz (—○—), Niere und Magen (—x—). Maximalwerte am 5. Tag

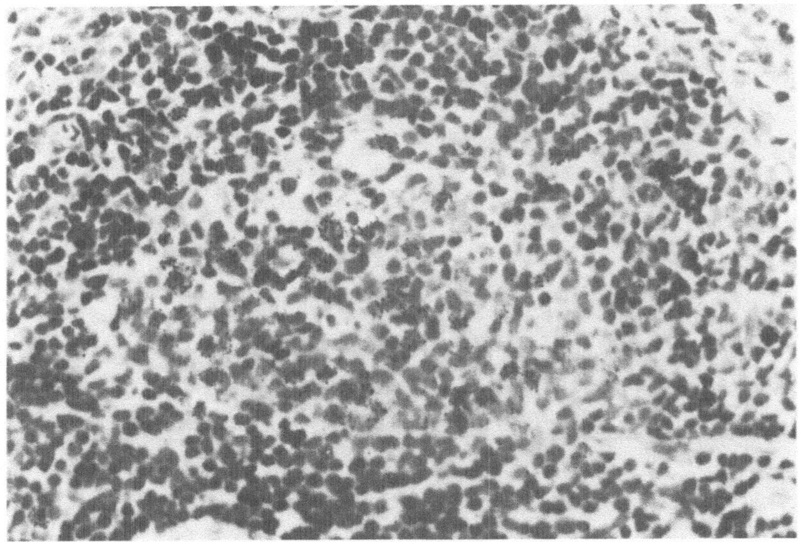

Abb. 32. Radioaktiv markierte Keimzentrumszellen bei kompensatorischer Hyperplasie am 5. Tag. HE 310 x

werten zwischen 36 und 48 Std. Entsprechend den morphologischen Befunden kommt es dann im Rahmen der kompensatorischen Hyperplasie zu einem raschen Anstieg mit Maximalwerten zwischen dem 4. und 5. Tag. Auch hier sind die höchsten Werte wiederum nach Thermoläsionen des Magen-Darm-Traktes zu verzeichnen. Nach 14 Tagen haben sich die Werte denjenigen unbehandelter Kontrollmilzen angeglichen (Abb. 31, 32).

Lymphocytenwall

In dieser Region der weißen Milzpulpa kommt es zu einer Steigerung der Prozentsätze radioaktiv-markierter Lymphocyten um über das doppelte nach einfacher Thermonekrose.

36

Die höchsten Werte sind nach Alteration des Magen-Darm-Traktes 24 Std postoperativ zu messen. Es setzt dann ein steiler Abfall ein. Nach dem 3. Tag haben sich diese Werte fast denjenigen der Kontrollwerte angeglichen (Abb. 33a).

Follikelnahe Marginalzone

Auch in dieser B-Zell-abhängigen Region bildet sich ein rascher Anstieg der Markierungsindices mit Maximum am ersten postoperativen Tag. Nach drei Tagen sind wiederum Ausgangswerte erreicht, die in der Folgezeit nur geringfügig schwanken. Die Reaktionen dieser Zone zeigen keine signifikanten Differenzen nach Thermoläsionen der Leber, der Milz oder des Magen-Darm-Traktes (Abb. 33b).

Periphere PALS

Hier kommt es zu einem massiven, steilen Anstieg des Markierungsindex mit Maximum am zweiten Tag. Nach Thermoläsion des Magen-Darm-Traktes sowie der Leber und Nieren fin-

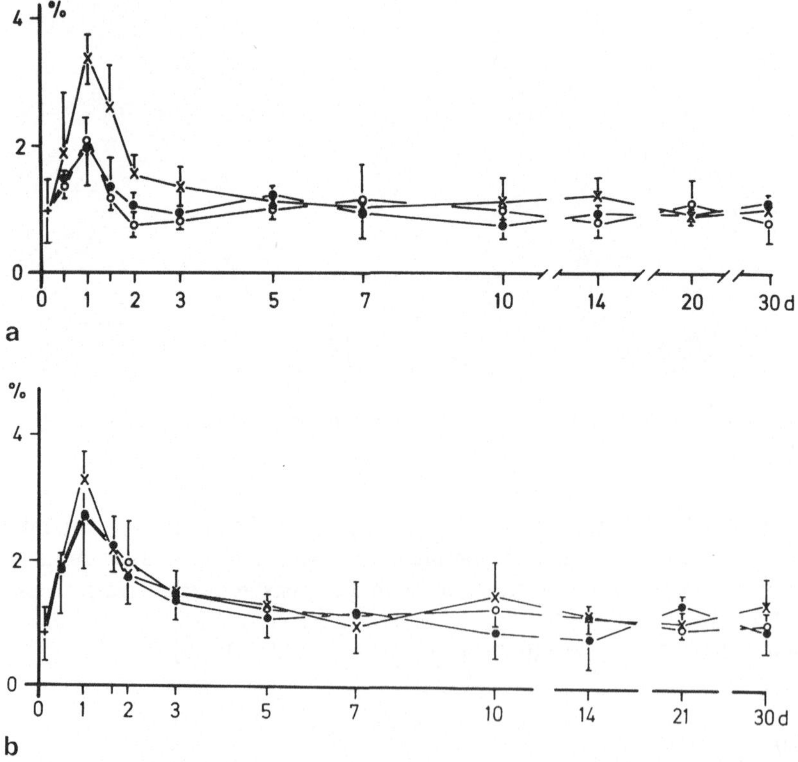

Abb. 33a–d. Prozentsätze radioaktiv markierter Zellen (a) im Lymphozytenwall, (b) in der follikelnahen Marginalzone nach focalen Hitzecoagulationen von Leber (−●−), Milz (−○−), Niere und Magen (−x−) mit Maximalwerten zwischen dem 1. und 2. postoperativen Tag

den sich Werte um 10%. Die gesteigerte Zellproliferation hält bis zum 10. Versuchstag an. Thermoläsionen an der Milz oder an der Leber zeigen keinen signifikanten Unterschied. Auch hier liegen die Maxima am 2. Tag (Abb. 33c).

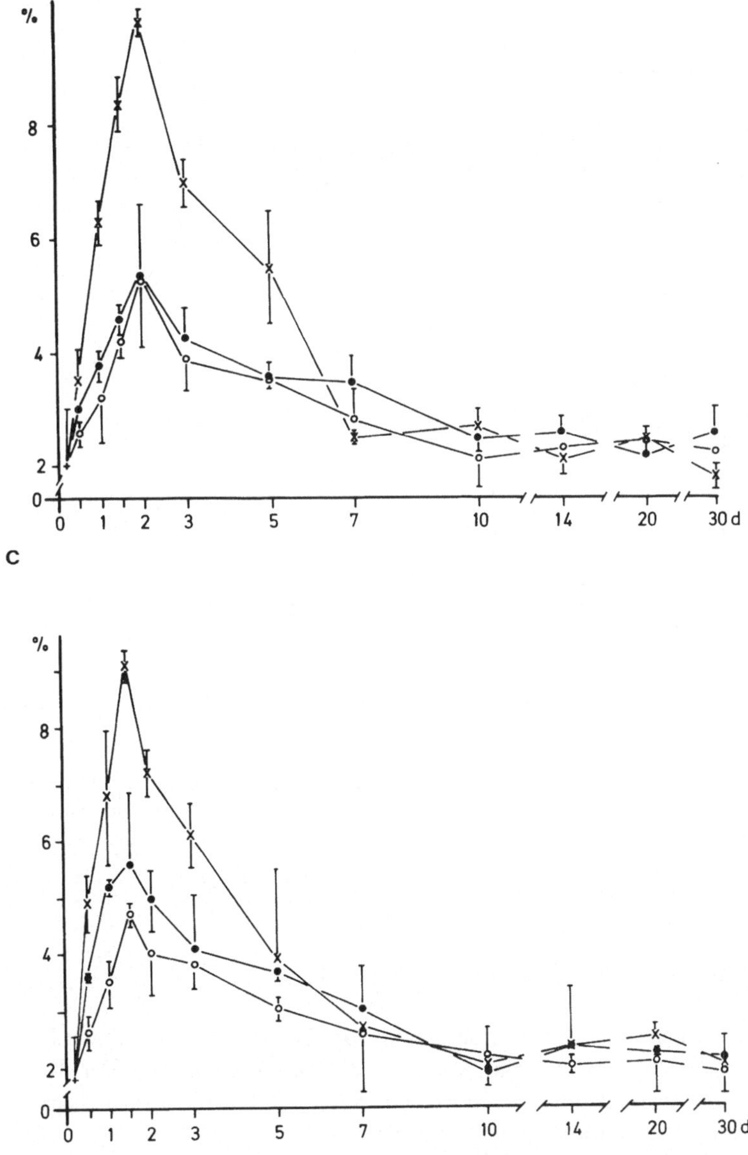

Abb. 33 c,d. Prozentsätze radioaktiv markierter Zellen (c) in der peripheren PALS und (d) in der PALS-nahen Marginalzone nach focalen Hitzecoagulationen von Leber (—●—), Milz (—○—), Niere und Magen (—x—) mit Maximalwerten zwischen dem 1. und 2. postoperativen Tag

38

PALS-nahe Marginalzone

Diese Zone zeigt ein ähnliches Verhalten wie die periphere PALS. Wiederum kommt es zu
einem steilen Anstieg der Prozentsätze radioaktiv markierter Marginalzonenzellen mit
einem Maximum nach 36 Std. Die Thermoläsion des Magen-Darm-Traktes führt zu den
höchsten Werten. Nach zwei Wochen sind Ausgangswerte erreicht (Abb. 33d).

Zentrale PALS

Diese T-zellabhängige Milzregion zeigt zunächst einen Abfall der Markierungsindices mit
Minimalwerten nach 36 Std. Dies entspricht der Lymphocytenverarmung nach einfacher
Thermoläsion an verschiedenen Organen insbesondere am Magen-Darm-Trakt. Danach
kommt es zu einem treppenförmigen Anstieg mit höchsten Werten am 5. Tag. Später
setzt ein langsamer Abfall ein. Nach zwei Wochen sind auch hier die Ausgangswerte wieder
erreicht (Abb. 34).

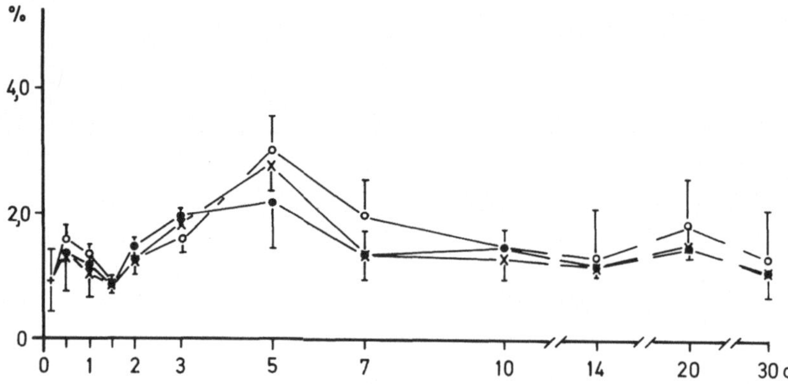

Abb. 34. Prozentsätze radioaktiv markierter Zellen in der zentralen PALS nach focaler
Hitzecoagulation von Leber (—●—), Milz (—○—), Niere und Magen (—x—) mit Maximalwerten am 5. Tag

Mehrfache Thermoläsionen

Nach mehrfachen Thermoläsionen von Leber und Nieren wird im Rahmen der Keimzentrumshyperplasie ein Anstieg des Markierungsindex der Keimzentrumszellen nach
18 Std beobachtet. Die höchsten Werte sind nach 1—1,5 Tagen zu verzeichnen. Eine
Dissoziation tritt nicht ein (Abb. 35).
Die Kinetik im Lymphocytenwall entspricht dem Verlauf derjenigen nach einmaliger
Thermonekrose. Die Werte sind jedoch unterschiedlich stark über den ganzen Versuchszeitraum erhöht (Abb. 36).
In der follikelnahen Marginalzone sind keine signifikanten Unterschiede gegenüber
einer einmaligen Thermonekrose festzustellen.

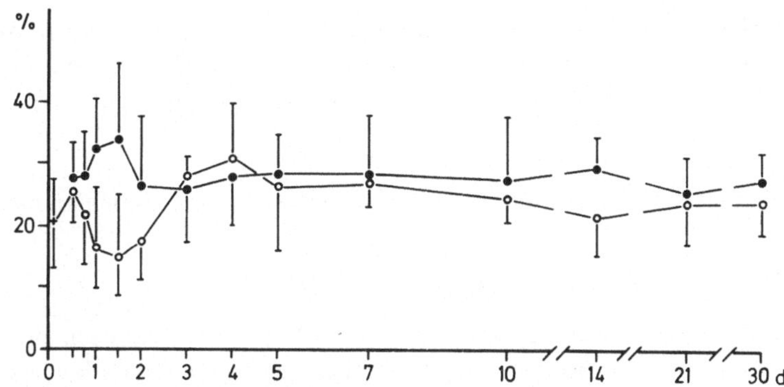

Abb. 35. Markierungsindex der Keimzentrumszellen mit Abfall nach einmaliger (O—O) und Anstieg nach zweimaliger (●—●) Thermonekrose an Leber und Niere innerhalb der ersten 3 Versuchstage

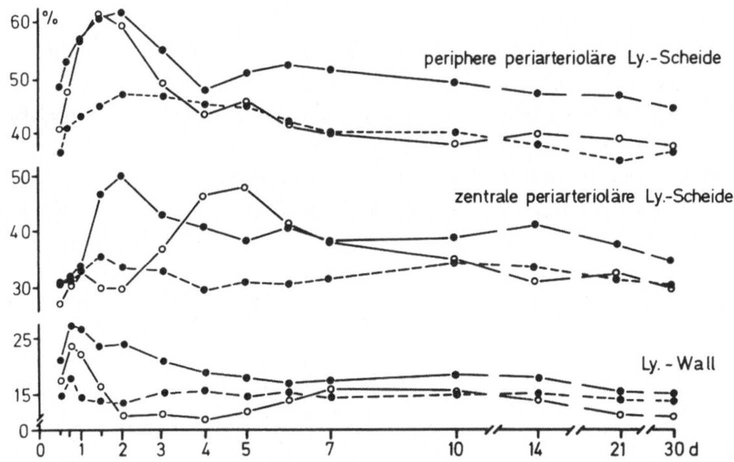

Abb. 36. Markierungsindex großer Lymphocyten (Lymphoblasten) in der peripheren und zentralen PALS sowie im Lymphocytenwall nach ein- —o— und 2-maliger —●— Thermonekrose und Scheinoperation --●-- an Leber und Niere. Leicht erhöhte Werte in der peripheren PALS und im Lymphocytenwall. Vorverlagerung des Maximums der zentralen PALS vom 5. auf den 2. Tag nach zweimaliger Thermonekrose an Leber und Niere

In der peripheren PALS kommt es ebenso wie nach einmaliger Thermonekrose zu einem raschen Anstieg der Werte mit Maximum nach 36 Std. Auch hier sind die Werte über den gesamten Versuchszeitraum höher als nach einmaliger Thermonekrose (Abb. 36).

In der PALS-nahen Marginalzone sind wiederum während der ersten 5 Tage keine signifikanten Unterschiede festzustellen.

In der zentralen periarteriolären T-Zell-abhängigen Lymphocytenscheide zeigt sich jedoch der auffälligste Befund. Das Maximum radioaktiv markierter Lymphocyten ist nach wiederholten Thermoläsionen gegenüber einer einmaligen Thermoläsion um 3 Tage vorverlagert. Das Maximum findet sich am 2. Tag. Der Anstieg ist steiler. Ebenso wie in der peripheren PALS werden diese Befunde besonders deutlich bei der Auswertung der

Markierungsindices der großen Lymphocyten (Lymphoblasten) (Abb. 47). Auch hier ist erkennbar, daß die Werte nach wiederholten Thermoläsionen auch nach dem 10. postoperativen Tag noch deutlich höher sind als nach einmaligen Thermoläsionen.

Die celluläre Antwort des Thymus auf focale Thermoläsionen an inneren Organen

Gewicht

Gegenüber Probelaparatomien nimmt das Thymusgewicht nach einmaligen Thermoläsionen in den ersten 36 Std geringfügig, deutlich stärker jedoch nach wiederholten Hitzecoagulationen bis zum 4. postoperativen Tag zu. Magen-Darm-Alterationen führen auch am Thymus zu den stärksten Gewichtszunahmen.

Morphologische und zellkinetische Reaktion

Aufgrund des unterschiedlichen immunologischen Status des Gesamtorganismus jeder einzelnen Versuchsgruppe können lymphatische Organe recht unterschiedliche Ausgangswerte aufweisen. Die Kontrollwerte für die Prozentsätze radioaktiv markierter Lymphocyten/Thymocyten und die Zellkonzentrationen in den verschiedenen Thymusregionen sind für jeden einzelnen Versuch bestimmt worden.

Die Markierungsindices der Rindenthymocyten steigen nach geringem Abfall innerhalb der ersten 48 Std insbesondere nach Thermoläsion des Magen-Darm-Traktes an und

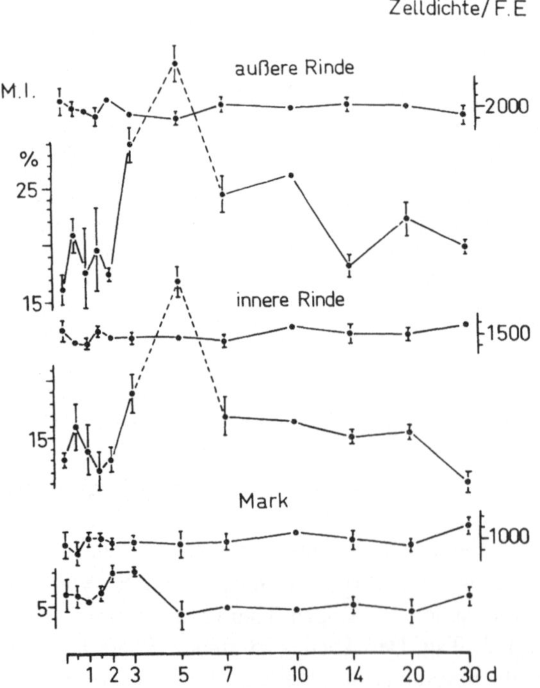

Abb. 37. Markierungsindex und Zelldichte der Thymocyten in äußerer und innerer Rinde sowie Markregion nach Thermonekrose an Magen, Niere und Leber. Deutliche Reaktion des Markierungsindex in den Rindenarealen bei gleichbleibender Zelldichte

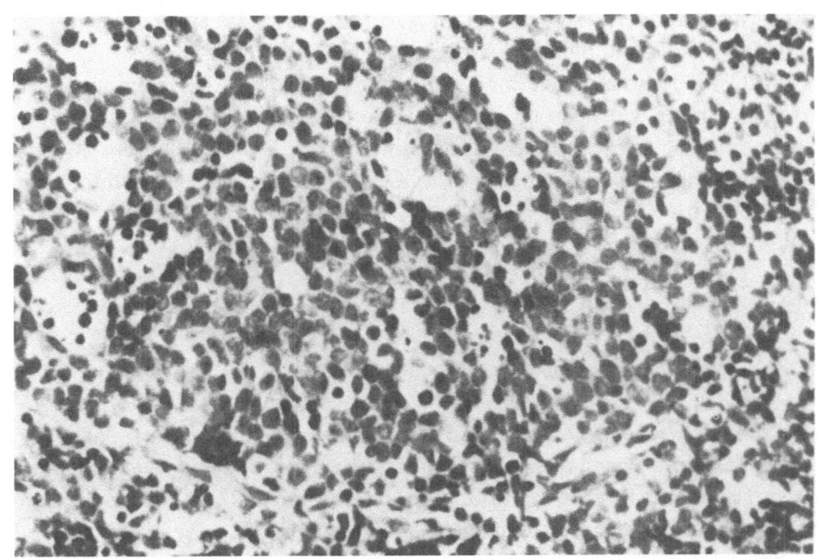

Abb. 38. Leichte Hyperplasie des Thymus 4 Tage nach peripherer Thermoläsion. HE 310 x

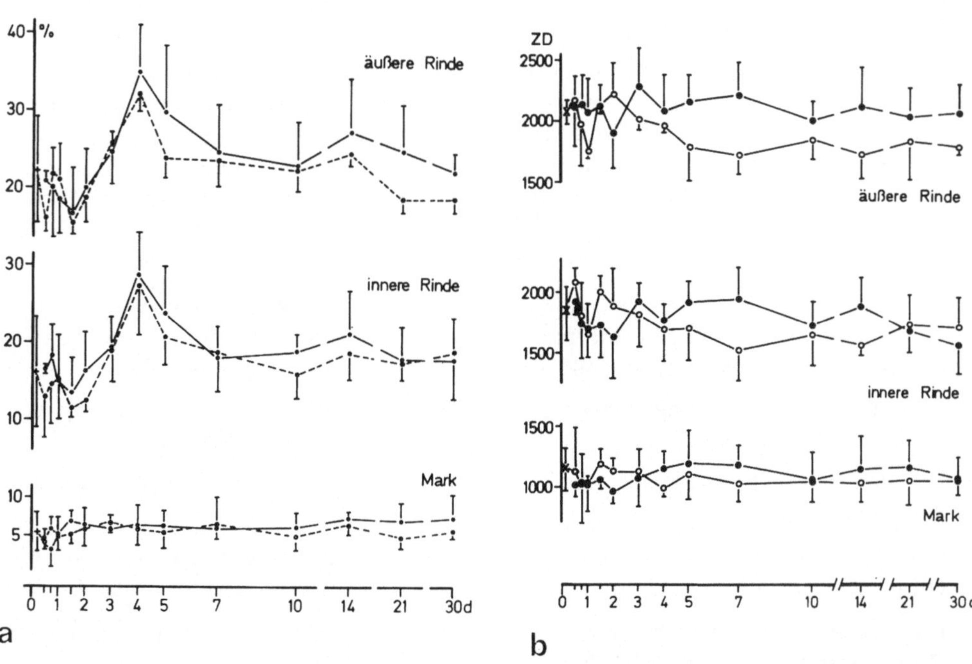

Abb. 39 a, b. Vergleich der Markierungsindices (a) und Zelldichten (b) der Thymuslympho-cyten nach ein- (---) und zweimaligen (—) focalen Thermocoagulationen an Leber und Niere. Deutliche Reaktion der Markierungsindices in den Rindenarealen ohne signifikante Unterschiede

zeigen höchste Werte zwischen dem 4. und 5. Tag. Das Mark zeigt nur eine geringe Reaktion. Die Zelldichten bleiben unverändert (Abb. 37, 38).

Nach wiederholten Thermoläsionen an Leber und Niere kommt es zu einem gleichartigen Verlauf wie nach einmaliger Thermoläsion. Auch hier sind die deutlichsten Reaktionen in den Rindenbereichen zu verzeichnen. Die Zelldichten sind nach wiederholten Thermoläsionen in parenchymatösen Organen höher als nach einmaliger Hitzeschädigung (Abb. 39a, b).

Diskussion

Intensität der Thermoläsion

Die zahlreichen in der Literatur beschriebenen Veränderungen nach Verbrennungen sind wesentlich vom Ausmaß des jeweiligen Traumas abhängig. Dementsprechend werden die nach Thermonekrose in der Milz zu beobachtenden Reaktionen vor allem auch durch die Schwere der dabei erfolgenden Schädigungen bestimmt.

Bei tierexperimentellen Hautverbrennungen werden ausgeprägte Veränderungen erst nach Verbrennungen von mindestens 20% der gesamten Körperoberfläche gefunden, während nach kleineren Verbrennungen eher gesteigerte Abwehrfunktionen nachweisbar sind (Munster et al. 1973). Hinsichtlich der traumatisierten Fläche bzw. Gewebsmasse haben die focalen Thermonekrosen an Leber, Niere und Magen im Vergleich dazu ein geringes Ausmaß. Gegenüber Hautverbrennungen müssen dabei jedoch folgende Unterschiede berücksichtigt werden:

1. Neben bindegewebigen Strukturen sind hauptsächlich parenchymatöse Zellen von der Hitzeschädigung betroffen, wobei wahrscheinlich auch organspezifische, intakte und denaturierte Zellbestandteile mit besonderen Eigenschaften freigesetzt werden. So können z.B. nach toxischer Leberschädigung hepatocelluläre Antigene im Blut nachgewiesen werden, die die Bildung spezifischer Autoantikörper hervorrufen (Sargent et al. 1966; Weir 1963, 1964), und es kann aus zerstörten Hepatocyten ein immunsuppressiver Faktor isoliert werden (Vogelfanger et al. 1975).

2. Das thermocoagulierte Gewebe wirkt durch seinen engen Kontakt mit dem resorbierenden Peritonealepithel und die nachfolgende Einsprossung von Granulationsgewebe von allen Seiten her verhältnismäßig intensiv auf den gesamten Organismus ein.

3. Sekundäre bakterielle Infektionen des Wundgebiets sind wegen der Lage in der Peritonealhöhle erheblich seltener.

4. Der Verlust von Exsudat einschließlich Serumproteinen und damit die Schockgefährdung sind geringer.

5. Die lokalen metabolischen Bedingungen sind anders als in der Haut, da in den inneren Organen eine höhere Durchblutung und ein höherer Gesamtstoffwechsel vorhanden sind.

6. Die neurovegetative und hormonale Reaktion des Organismus nach Läsionen innerer Organe unterscheidet sich möglicherweise von der nach Hautläsionen.

Einflüsse auf die proliferative Aktivität der Milz

Die Proliferationsaktivität in der Milz ist im wesentlichen Ausdruck ihrer immunologischen Funktion als direkt in den Blutkreislauf eingeschaltetes peripheres lymphatisches Organ. Die nach Scheinoperation bzw. Thermonekrose beobachtete proliferative Reaktion wird daher überwiegend durch die spezifische antigene Stimulation der Milz ausgelöst. Diese führt über die Aktivierung von Inducer-Zellen zur Störung des vorher bestehenden Gleichgewichts zwischen proliferationsinduzierenden und -supprimierenden intercellulären Signalen (Cantor und Gershon 1979). Da die Mehrzahl der immunologischen Zellen regulatorische Funktionen ausübt (Cantor und Gershon 1979), ist wahrscheinlich sowohl unter Ruhebedingungen wie auch nach experimentellem Trauma der größte Teil der Proliferation unmittelbarer Ausdruck der Aktivität immunregulatorischer Funktionskreise. Über die damit verbundenen cellulären Vorgänge in vivo und über deren genaue Lokalisation im lymphatischen Gewebe gibt es erst wenige Erkenntnisse. Daher können diese immunregulatorischen Prozesse nur indirekt über ihren resultierenden Effekt auf die gesamte Proliferationsaktivität abgeschätzt werden. Ein gewisser Anteil der Markierung steht in unmittelbarem Zusammenhang mit der Entwicklung von Antikörper-bildenden B-Zellen, T-Effektorzellen und B- und T-Memoryzellen. Diese Vorgänge sind in ihrem Ablauf und in ihrer Lokalisation in vivo bereits recht genau bekannt, so daß die vorliegende histologischen und autoradiographischen Ergebnisse weitgehend dazu in Beziehung gesetzt werden können.

Komplexität der Immunantwort

Bei der Beurteilung der Befunde nach Thermonekrose muß besonders die Komplexität der Immunantwort auf Verbrennungen selbst berücksichtigt werden.

Infolge der Verbrennung wird eine unbekannte Anzahl von verschiedenen antigenen Substanzen immunologisch wirksam. Derjenige Anteil dieser Substanzen, der rasch über die Zirkulation das lymphatische Gewebe der Milz erreicht, induziert dort bei einer ausreichenden Dosis humorale Reaktionen, während andere Antigene, die im verbrannten bzw. geschädigten Gewebe liegen bleiben, zunächst in den regionären Lymphknoten zellvermittelte Reaktionen hervorrufen und erst später auch die Milz beeinflussen. Außerdem ist mit Differenzen im zeitlichen Ablauf der Einwirkung der verschiedenen Antigene zu rechnen. Substanzen, die in unmittelbarem Zusammenhang mit der Thermoläsion entstehen bzw. freigesetzt werden, werden sofort und in hoher Dosis immunologisch wirksam und bestimmen somit weitgehend den Reaktionsablauf in der Frühphase. Dagegen werden andere Antigene erst im Rahmen der Verbrennungsfolgen, wie z.B. der lokalen unspezifischen Entzündungsreaktion oder autoimmunologischer Prozesse gebildet und freigesetzt und stimulieren daher das lymphatische Gewebe erst später und protrahiert.

Für die einzelnen Antigen-Determinanten können schon vor Versuchsbeginn in unterschiedlichem Ausmaß kreuzreagierende oder sogar hochspezifische B- oder T-Lymphocyten vorhanden sein. Damit bestehen für die jeweiligen Antigene verschiedene Reaktionsvoraussetzungen. Die einzelnen Reaktionskomponenten können sich in ihrem Ablauf über Antigen-induzierte unspezifische immunregulatorische Mechanismen gegenseitig beeinflussen. Dies ist zum Beispiel im Sinne einer "antigenic competition" über unspezifische Suppressorzellen möglich (Kapp et al. 1978; Pierce et al. 1979).

Die Gesamtreaktion nach Thermonekrose entsteht also aus der zeitlichen Überlagerung und Interferenz ihrer einzelnen Komponenten und kann somit nicht einfach als deren bloße Summation aufgefaßt werden.

Schließlich unterliegt die immunologische Gesamtreaktion in vivo vor allem in ihrer Frühphase den oben genannten unspezifischen systemischen Einflüssen, wodurch der physiologische, Antigen-induzierte Ablauf der Immunantwort mehr oder weniger verändert werden kann.

Die Deutung der histologischen Befunde

Im Vergleich mit den in der Literatur beschriebenen histologischen Veränderungen in der Milz nach verschiedenen experimentellen immunologischen Reizen (Lumb 1979) besitzen diejenigen nach einmaliger oder mehrfacher Thermonekrose an inneren Organen wesentliche Charakteristica spezifischer immunologischer Reaktionen. Die Keimzentren zeigen nach einer initialen leichten Aktivierung durch einmalige Organverbrennung eine unterschiedlich starke Dissoziation mit anschließender kompensatorischer Hyperplasie. Nach mehrfacher Verbrennung setzt die Hyperplasie bereits sehr frühzeitig innerhalb von 36 Std ein. Dieses Muster entspricht den Befunden bei immunologischen Primär- und Sekundärreaktionen, wonach bei dem zweiten Antigenkontakt die Dissoziation weniger einheitlich ausgeprägt und die Hyperplasie deutlich stärker ist und früher beginnt (Congdon und Makinodan 1961; Congdon 1962; Pelc et al. 1972).

Die Vermehrung von blastisch transformierten lymphoiden Zellen innerhalb der ersten Versuchstage, vor allem in der peripheren PALS, und das später folgende Auftreten von Plasmazellen in der roten Pulpa sind Anzeichen einer humoralen Immunantwort. Ihr Ausgangspunkt liegt wahrscheinlich in der peripheren PALS (Langevoort 1963; Veerman und de Vries 1976). Eine vorhergehende Vermehrung von T-Immunoblasten in der zentralen PALS, die als initiale Reaktion auf T-Zell-abhängiges Antigen gilt, ist histologisch nicht zu erkennen (Pelc et al. 1972; Veerman und de Vries 1976: van Ewijk et al. 1977).

Die Beschleunigung der plasmacellulären Reaktion nach der zweiten Thermoläsion spricht für das Vorliegen einer anamnestischen Komponente der humoralen Immunantwort im Sinne einer Booster-Reaktion.

Die tatsächliche Reaktion des Immunsystems hängt wesentlich, außer von der Menge, auch von dem Eintrittsweg und den Eigenschaften des Antigens ab.

Antigene die sofort in die Blutbahn eintreten, lösen primär die Reaktion des lymphatischen Gewebes der Milz aus; im Gewebe liegendes Antigen stimuliert zunächst die regionären Lymphknoten.

Antigene, die weiterhin am Ort des Eintritts im Gewebe zurückbleiben oder sich auf der Oberfläche lebender Zellen befinden, führen meist primär zu zellvermittelten Immunreaktionen; lösliche und particuläre Antigene, die auf dem Lymph- oder Blutweg in die peripheren lymphatischen Organe gelangen können, rufen humorale Immunreaktionen hervor (Resch 1977).

Aus der schnellen Reaktion der weißen Milzpulpa nach Thermonekrose ist zu schließen, daß zur immunologischen Stimulation lösliche und particuläre antigene Substanzen beitragen, die rasch über die Zirkulation die Milz erreichen und dort eine humorale Immunantwort auslösen. Ähnliche histologische Milzreaktionen sind nach intravenöser Antigen-Applikation (Congdon und Makinodan 1961; Congdon 1962) und nach i.v.-Injektion von isologem Lebermaterial zu beobachten (Congdon und Makinodan 1964).

Die Beteiligung der Milz an zellvermittelten Immunreaktionen ist bisher noch weithin unbekannt (Mellbye 1970). Am Beispiel einer primären und sekundären Abstoßungsreaktion auf homologe Hauttransplantate bei Kaninchen (Andre et al. 1962) zeigt sich, daß dabei in der Milz histologische Veränderungen erst spät, d.h. nach 6 bis 14 Tagen, eintreten und nur in einer diskreten Vergrößerung der Follikel und Keimzentren bestehen. Im regionären Lymphknoten findet sich eine raschere und stärkere Reaktion. Dort rufen eine typisch zellvermittelte Reaktion auf ein Kontaktallergen (Davies et al. 1969b) und eine humorale Reaktion auf ein lokal appliziertes T-Zell-abhängiges Antigen (Davies et al. 1969a) im Prinzip gleichartige morphologische Veränderungen hervor, die sich hauptsächlich jedoch in ihrer Kinetik unterscheiden. Während im ersten Beispiel die Verbreiterung des T-Zell-besiedelten interfolliculären Cortex nach 4 Tagen sowie die Keimzentrenbildung und die medulläre Reaktion als Zeichen der B-Zell-Stimulation erst nach 8 Tagen einsetzen, erfolgt im zweiten Fall die Reaktion des interfolliculären Cortex und kurz darauf der Follikel und der Medulla wesentlich schneller und ist schon nach 4 bis 5 Tagen maximal.

Ein zellvermittelte Komponente der Reaktion ist nach Thermonekrose an Leber und Niere gegen immunogene, im geschädigten Gewebe fixierte Strukturen zu erwarten; sie kann jedoch, zumal sie von einem schnelleren, humoralen Reaktionsanteil überlagert wird, morphologisch kaum als solche identifiziert werden.

Der histologische Befund ermöglicht darüberhinaus weitere Rückschlüsse auf die Natur des Antigens. Eine massive Einwanderung von Marginalzonen-Zellen in die Follikel, wie sie nach Stimulation mit Thymus-unabhängigem Antigen beschrieben wird (Pettersen et al. 1967; Veerman und de Vries 1976), findet nach Thermonekrose nicht statt, so daß eine wesentliche Beteiligung von direkt B-Zell-mitogenen Substanzen, wie z.B. bakterielles Endotoxin, ausgeschlossen werden kann.

Die histologischen Veränderungen in der Milz nach Verbrennungen sind bisher nur wenig untersucht worden. Nach schweren Hautverbrennungen kommt es zu einem massiven Zellzerfall in den Keimzentren (Baker 1945) und tierexperimentell zu einem degenerativen Zerfall von Lymphocyten in der weißen Pulpa (Farrell et al. 1973) und zu einer Abnahme der B- und T-Zell-Population (Markley und Smallmann 1977). Ähnliche Veränderungen finden sich nach hochdosierter Corticoid-Zufuhr (Müller und Müntener 1979) und nach schwerem Schock, bei dem neben der Zelldestruktion auch Hämorrhagien und fibrinöse Exsudate in der weißen Pulpa auftreten (Kojima und Takahashi 1971).

Nach Thermonekrose an inneren Organen sind entsprechende Befunde an der Milz z.T. ebenfalls zu beobachten. Außerdem weisen die histologischen Befunde in der Milz auf das Vorliegen einer spezifischen immunologischen Reaktion hin, die mit Keimzentrumsveränderungen und einer plasmacellulären Reaktion einhergeht. Dabei liegen nach einmaliger Thermoläsion Charakteristika einer humoralen und nach zweimaliger focaler Hitzeeinwirkung solche einer anamnestischen Sekundärreaktion vor. Nach einer initialen Zellverarmung der T-Region ist zusätzlich eine celluläre Immunantwort zellkinetisch messbar.

Die funktionelle Deutung der zellkinetischen Befunde

Die autoradiographischen Befunde in der weißen Milzpulpa sind getrennt in sechs Zonen erhoben worden (Veerman und van Ewijk 1975). Nach focalen Organverbrennungen sind die Markierungsmuster zum Zeitpunkt der stärksten Proliferationsaktivitäten gut unterscheidbar. Lymphocyten und die an die Follikel angrenzenden Marginalzonenabschnitte zeigen dabei ein ähnliches Markierungsmuster.

Keimzentrum

Die Markierungsverhältnisse in den Keimzentren nach Thermonekrose sind den histologischen Veränderungen weitgehend ähnlich. Einer anfänglichen Aktivierung der Keimzentren folgt nach einmaliger Thermonekrose ihre Dissoziation mit einem Abfall der Markierungsintensität unter den Kontrollwert. Anschließend setzt die Hyperplasie mit einem deutlichen Anstieg des Markierungsindex bis maximal zum 4. bis 5. Tag ein. Nach zweimaliger Thermonekrose geht die initiale Aktivierung direkt in eine mäßige, nach 36 Std maximale Hyperplasie über.

Die frühe Dissoziation der Keimzentren ist als typisches Charakteristikum immunologischer Reaktionen bekannt und auch schon autoradiographisch untersucht worden (Hanna 1964). Während unter Ruhebedingungen die Population der Keimzentrumszellen nicht wesentlich zu der des umgebenden Lymphocytenwalls beiträgt (Fliedner et al. 1964) und Zellproduktion, Zelltod und Zellwanderung im Gleichgewicht zueinander stehen, wird dieses 'steady state' bei Antigen-Stimulation infolge gesteigerter Zellproliferation und -auswanderung gestört, so daß es zur Disseminierung der proliferierenden Keimzentrumszellen in die umgebende weiße Pulpa kommt (Hanna 1964). Dieser Hypothese entsprechend werden die Keimzentrumszellen als die unmittelbaren Vorläufer der Plasmocytopoese angesehen (Cottier et al. 1970; Nieuwenhuis und Keuning 1974).

Von den vorliegenden Ergebnissen können die initiale Steigerung der Keimzentrenmarkierung und die gleichzeitig mit der Dissoziation nach der ersten Thermoläsion wachsende Proliferation in anderen Zonen der weißen Pulpa, besonders in der peripheren PALS und der angrenzenden Marginalzone, mit dieser Hypothese in Übereinstimmung gebracht werden. Da aber nach 2- maliger Thermonekrose das gleiche Proliferationsmuster, auch ohne gleichzeitige Keimzentrendissoziation zu beobachten ist, sprechen die Befunde eher gegen eine solche direkte genetische Beziehung zwischen Keimzentrumszellen und Plasmocytopoese.

In den Keimzentren wird Antigen in Form von Immunkomplexen, d.h. Antigen-Antikörper-Komplexen, für lange Zeit an die Oberfläche dendritischer Reticulumzellen gebunden (Cottier et al. 1970; van Rooijen 1972). Dieses sogenannte Antigen-Trapping in den Follikeln ist vom Vorhandensein kreuzreagierender oder spezifischer Antikörper abhängig. Zirkulierende Immunkomplexe werden über die Marginalzone rasch in die Follikel weitertransportiert (van Rooijen 1977). Ihr Transport und ihre Lokalisation erfolgen nicht monospezifisch für ein einziges Antigen; in einem Keimzentrum können sich daher verschiedene Antigene aus mehreren Immunreaktionen befinden (van Rooijen 1972). Im Follikel retinierte Komplexe können durch neu gebildete, im Blut zirkulierende ersetzt werden (van Rooijen 1975). Da an den Immunkomplexen freie antigene Determinanten vorhanden sind, führt das Antigen-Trapping zum 'Homing' von die Follikel durchwandernden, spezifischen Antigen-bindenden B-Lymphocyten (Durkin und Thorbecke 1973; Mitchell 1972) und anschließend zur Proliferationsstimulation dieser Zellen (Thorbecke und Lerman 1976; Nossal et al. 1968). In den Primärfollikeln des Lymphknotens geht das Antigen-Trapping der Entwicklung von Keimzentren voraus; die steigende Menge an retiniertem Antigen führt schließlich zur Hyperplasie der Keimzentren; durch Abnahme der Antigen-Retention endet der induktive Stimulus und die Keimzentren bilden sich zurück (Nossal et al. 1968).

Gemäß diesen Vorstellungen zeigt die Hyperplasie der Keimzentren nach Thermonekrose die Bildung spezifischer Antikörper, vermutlich gegen bei der Thermocoagulation freigesetzte antigene Substanzen, an. Während sich nach einmaliger Thermonekrose erst vom 2. bis 4. Tag zahlreiche neue Keimzentren mit wachsender Proliferationsaktivität ausbilden, erreicht die Hyperplasie nach dem zweiten Trauma bereits nach 36 Std ihren Höhepunkt. Da bei humoralen Primärreaktionen eine deutliche Produktion spezifischer Antikörper erst nach 2 bis 4 Tagen in Gang kommt, diese aber bei der Sekundärreaktion früher einsetzt und höher ansteigt, entsprechen diese Befunde wahrscheinlich dem Vorliegen einer humoralen Primär- bzw. Sekundärantwort nach einmaliger bzw. zweimaliger Thermoläsion. In den nächsten Tagen nach der maximalen Keimzentrenaktivierung stellt sich offenbar ein neues Gleichgewicht auf einem etwas erhöhten Proliferationsniveau ein.

Auch die Neubildung und Aktivierung von Keimzentren innerhalb der ersten 12 Std ist wahrscheinlich Ausdruck des Antigen-Trapping, das mittels kreuzreagierender oder spezifischer Antikörper schon wenige Stunden nach Antigenzufuhr beginnt (Nossal et al. 1968). Sie wird vielleicht durch das unspezifische Trapping von Lymphocyten in der Milz in den ersten Stunden nach Antigenreiz begünstigt, das eine effektivere Selektion reaktiver Zellen aus der Zirkulation ermöglicht (Ford 1975).

Als Ursachen der partiellen Keimzentren-Dissoziation zwischen 12 und 36 Std nach einmaliger Thermonekrose sind neben der früher schon postulierten gesteigerten Zellauswanderung (Hanna 1964) folgende weitere Mechanismen denkbar:

— Eine vorübergehende Abnahme der Einwanderung reaktiver B-Zellen, die ja zur gleichen Zeit in bedeutender Zahl an anderen Orten der weißen Pulpa zur Proliferation aktiviert werden.

— Eine Veränderung, bzw. Verdrängung der bisher retenierten Immunkomplexe durch die infolge der Verbrennung Neugebildeten, wodurch der stimulierende und der retenierende Effekt auf die alten Keimzentrumszellen entfällt und die Keimzentren sich zurückbilden, bis wieder genügend für das neue Antigen sensitive B-Lymphocyten eingewandert sind.

Beide Mechanismen wirken sich mit steigender Antigenmenge stärker aus. Dies steht mit der bekannten Dosisabhängigkeit der Keimzentrendissoziation (Hanna et al. 1966) in Übereinstimmung. Dementsprechend fehlt nach wiederholter Thermoläsion meist eine Dissoziation, weil zum einen infolge ihrer klonalen Proliferation bei der Primärreaktion mehr spezifische B-Zellen vorhanden sind, zum anderen die alten retenierten und die neuen verdrängenden Immunkomplexe weitgehend identisch sind und schließlich weniger freies Antigen wirksam wird. Die Beobachtung, daß in den ersten 36 Std nach wiederholter focaler Gewebsverbrennung in manchen Fällen eine Dissoziation eintritt, stützt die Vermutung, daß hinsichtlich der Keimzentrenveränderungen keine prinzipiellen Unterschiede zwischen der Primär- und Sekundärreaktion bestehen, sondern daß hier quantitative und kinetische Differenzen in der wirksamen Antigendosis, der Immunkomplexbildung und der Zahl Antigen-reaktiver B-Zellen zugrundeliegen.

Die uneinheitliche Ausprägung der Veränderungen zwischen den individuellen Keimzentren läßt sich aus der unregelmäßigen Lokalisation der Immunkomplexe in den Milzfollikeln (van Rooijen 1975) erklären.

Als eine funktionelle Bedeutung des Antigen-Trapping, des Homing spezifischer B-Lymphocyten und deren Proliferation wird die Produktion spezifischer B-Memoryzellen angesehen (Bürki et al. 1974; Thorbecke und Lerman 1976; Opstelten et al. 1980).

Demnach aggregieren nach der Zufuhr von Thymus-abhängigem Antigen die Immunkomplex-beladenen dendritischen Reticulumzellen und spezifische B-Zellen. Zur Ausbildung von Keimzentren durch die Proliferation dieser B-Zellen ist die Kooperation von T-Helferzellen, wahrscheinlich über an der Makrophagenoberfläche adsorbierte Antigen-spezifische Faktoren, notwendig. Aus dieser Proliferation gehen schließlich spezifische kleine B_2-Memoryzellen als Träger des humoralen immunologischen Gedächtnisses hervor, nicht dagegen unmittelbare Vorläuferzellen der Plasmocytopoese (Thorbecke und Lerman 1976). Bei Primärreaktionen beginnt die Differenzierung von Memoryzellen aus Antigen-reaktiven B_1-Lymphocyten innerhalb von 3 bis 7 Tagen (Thorbecke und Lerman 1976), so daß die steigende Proliferationsaktivität vom 3. Tag nach einmaliger Thermonekrose an wahrscheinlich Ausdruck der erstmaligen Produktion von B-Memoryzellen für die bei der Verbrennung freigesetzten antigenen Substanzen ist. Die Hyperplasie ist nach Thermonekrose jeweils nur mäßig stark ausgeprägt; die Ursache dafür kann außer in einer relativ geringen antigenen Stimulation auch in einer mangelhaften kooperativen Funktion der T-Zellen nach Verbrennungen liegen.

Als weitere mögliche Funktionen der Keimzentren gelten die unspezifische Vermehrung von unreifen B_1-Lymphocyten nach antigenem Reiz, die später in die Marginalzone auswandern und dort als Vorläufer Antikörper-bildender Zellen in den rezirkulierenden Lymphocytenpool eintreten (Nieuwenhuis und Keuning 1974; Opstelten et al. 1980), und die "feed-back-Inhibition" der Antikörperbildung über das Homing spezifischer B-Zellen, die infolge der Retention funktionell inaktiviert werden (van Rooijen 1977; Pelc et al. 1972).

Lymphocytenwall und Follikelnahe Marginalzone

Die radioaktive Markierung des Lymphocytenwalls um die Keimzentren und die angrenzenden Marginalzone verändert sich bei niedrigem Kontrollwert nach Thermonekrose nur relativ wenig, wobei das Maximum schon früh nach 24 Std erreicht wird. Der Markierungsverlauf ist in beiden Zonen weitgehend parallel.

In den Follikeln siedeln sich Antigen-unabhängig B_1-Zellen aus dem Knochenmark und Antigen-abhängig spezifische, reaktive B-Lymphocyten an (Durkin und Thorbecke 1973). Wie in den Keimzentren wird hier Antigen in Form von Immunkomplexen an der Oberfläche dendritischer Reticulumzellen reteniert und den durchwandernden B-Zellen präsentiert (Nossal et al. 1968; Mitchell 1972). Rezirkulierende B-Lymphocyten treten aus der peripheren PALS in die Follikel ein (Nieuwenhuis und Ford 1976), von wo wahrscheinlich die B_2-Memoryzellen in die Keimzentren, Antikörper-bildende Zellen über 'marginal zone bridging channels' direkt in die rote Pulpa und nicht stimulierte Zellen ins Blut abwandern (Ford 1975; Nieuwenhuis und Ford 1976).

In der Marginalzone sind unter anderem Vorstufen antikörperbildender Zellen und rezirkulierende B_2-Memoryzellen anzutreffen (Nieuwenhuis und Keuning 1974; van Ewijk et al. 1977). Nach antigener Stimulation, insbesondere durch Thymus-unabhängiges Antigen, wandern Marginalzonenzellen in die Follikel ein und proliferieren dort (Pettersen et al. 1967; Veerman und de Vries 1976). Immunkomplexe werden hier zum Teil durch Makrophagen abgebaut bzw. langsam wieder freigesetzt (van Rooijen 1977), zum Teil auch an Fc-

Receptor-tragende Marginalzonenzellen gebunden in die Follikel weiter transportiert (Veerman und van Rooijen 1975).

Im Sinne dieser Vorstellungen handelt es sich bei den im Lymphocytenwall markierten Zellen entweder um kurzlebige B_1 Lymphocyten oder um durch Antigen- oder Immunkomplex- stimulierte rezirkulierende B_2-Lymphocyten bzw. eingewanderte Marginalzonenzellen. Dem parallelen Markierungsverhalten beider Zonen liegt wahrscheinlich ein rascher Austausch zumindest des proliferierenden Anteils der Lymphocytenpopulationen zugrunde. Der etwas frühere Anstieg der Markierung in der follikelnahen Marginalzone deutet dabei eher auf eine Einwanderung von Marginalzonenzellen in die Follikel hin; die Unterschiede sind jedoch sehr gering. Auffallend ist, daß die proliferative Reaktion infolge der Stimulation durch Antigen oder Immunkomplexe gleichzeitig mit derjenigen in der peripheren PALS beginnt, jedoch schon früher wieder abbricht.

Während der Markierungsverlauf in der Marginalzone nach einmaliger und zweimaliger Thermonekrose und im Lymphocytenwall nach einmaliger Thermonekrose praktisch gleich ist, besteht nach der zweiten Verbrennung im Lymphocytenwall bis zum 2. Tag eine deutliche und bis zum Versuchsende eine leichte Erhöhung der proliferativen Aktivität. Mögliche Erklärungen dafür sind die größere Zahl Antigen-reaktiver B-Lymphocyten bei der sekundären Reaktion, eine stärkere Beladung der Follikel mit Immunkomplexen und eine daraus resultierende höhere Aktivierung Antigen-responsiver B-Zellen auch außerhalb der Keimzentren.

Nach früheren Untersuchungen (Hanna 1964) wurde eine Auswanderung von Keimzentrumszellen als Precursorzellen der Plasmocytopoese durch den umgebenden Lymphocytenwall und die Marginalzone in die rote Pulpa nach Antigenreiz angenommen.

Da hier die Markierungen in Lymphocytenwall und Follikelnaher Marginalzone immer in der Umgebung von Keimzentren und nicht in und um Primärfollikel ausgewertet wurden, wären dementsprechend Auswirkungen einer Auswanderung proliferierender Keimzentrumszellen auf die Markierung in diesen beiden Zonen zu erwarten. Nach Thermonekrose besteht jedoch autoradiographisch kein Zusammenhang mit den Keimzentrenveränderungen, und zwar weder mit der Dissoziation noch mit der Hyperplasie.

Periphere PALS und PALS-nahe Marginalzone

Die periphere PALS und die angrenzende Marginalzone zeigen unter Ruhebedingungen die höchste Markierungsintensität der weißen Pulpa außerhalb der Keimzentren. Nach Thermonekrose ergeben sich hier auch die stärksten Proliferationsanstiege. Die Markierungsintensität verläuft in beiden Zonen weitgehend parallel.

In der Marginalzone enden zahlreiche Endcapillaren offen im reticulären Grundgewebe, so daß die Lymphocyten dort in freiem Kontakt mit dem durchströmenden Blut stehen (Veerman und van Ewijk 1975). Sie ist daher zugleich der Eintrittsort der rezirkulierenden T- und B-Lymphocyten in das lymphatische Gewebe der Milz (Nieuwenhuis und Ford 1976) und der Ort der frühen Lokalisation von Antigen (Nossal et al. 1966) und Immunkomplexen (van Rooijen 1973). So können hier aus der großen Zahl der durch Marginalzone, PALS und Follikel rezirkulierenden Lymphocyten in kurzer Zeit die Antigen-sensitiven Zellen in Kontakt mit dem Antigen treten, aus dem wandernden Zellstrom selektiert und zur Proliferation und Differenzierung aktiviert werden (Ford 1975). Dieser Mechanismus, das 'Recruitment' Antigen-sensitiver Zellen, betrifft bei der Primärantwort nur sensitive, kreuzreagierende T_2-Zellen, da entsprechende B_2-Zellen in der Regel noch nicht im rezirkulierenden Lymphocytenpool vorhanden sind; bei der Sekundärantwort werden sowohl spezifische T_2- als auch B_2-Memoryzellen rekrutiert (Rowley et al. 1972; Strober und Dilley 1973). In der Marginalzone findet dementsprechend wahrscheinlich der erste effektive Antigen-Zell-Kontakt und der Anfang der T-B-Zell-Kooperation statt (Mitchell 1972; Nieuwenhuis und Ford 1976). Zugleich siedeln sich hier und in der roten Pulpa nach Antigenreiz vermehrt große neugebildete corticale Thymocyten an, die wahrscheinlich immunregulatorische Funktionen ausüben, z.B. als unspezifische Suppressorzellen, so daß die Marginalzone möglicherweise eine wesentliche Rolle bei der Regulation der Immunantwort spielt (Durkin et al. 1978).

Darüberhinaus finden sich hier verschiedene andere Populationen von B-Lymphocyten. Rezirkulierende B- und T-Zellen treten von der Marginalzone durch den Marginalsinus in die periphere PALS ein, von wo die T-Zellen normalerweise innerhalb weniger Stunden in die zentrale PALS weiterwandern, während die B-Zellen für längere Zeit im peripheren Teil der PALS bzw. in den Follikeln bleiben (Nieuwenhuis und Ford 1976). Nach antigener Stimulation treten in der peripheren PALS immobilisierte aktivierte T-Lymphocyten mit den vorbeiströmenden B-Zellen in Interaktion. Die periphere PALS ist daher eine geeignete Umgebung für die Kooperation von Makrophagen, T-Zellen und B-Zellen (Ford 1975: Veerman und van Ewijk 1975; van Ewijk et al. 1977). Als Resultat dieser spezifischen T-B-Interaktion proliferieren hier die Antigen-reaktiven B-Lymphocyten und differenzieren über Plasmablasten zu reifen Plasmazellen (Nieuwenhuis und Ford 1976; Thorbecke und Lerman 1976). Auch in die PALS wandern nach antigener Stimulation vermehrt neugebildete T-Zellen aus dem Thymus ein; es handet sich dabei überwiegend um kleine und mittelgroße T-Lymphocyten (Linna und Cohen 1973), die wahrscheinlich von den kleinen medullären Thymocyten abstammen (Durkin et al. 1978; Goldschneider 1975).

Da in beiden Zonen sowohl B- als auch T-Zellen vorkommen, kann die beobachtete Markierung nicht ausschließlich einer der beiden Lymphocytenklassen zugeschrieben werden. Das in der Follikelregion parallele Markierungsverhalten von peripherer PALS und angrenzender Marginalzone deutet wahrscheinlich ebenso auf ähnliche immunregulatorische Einflüsse oder einen relativ schnellen Austausch Antigen-reaktiver Lymphocyten hin; auch hier geht der Anstieg und der Abfall der Markierungsintensität in der Marginalzone jeweils etwas voraus, was der zu erwartenden bekannten Richtung der Zellwanderung in der weißen Pulpa (Mitchell 1973) entspricht.

In beiden Zonen ist mit einem relativ großen Anteil von radioaktiv markierten T-Zellen mit immunregulatorischen Funktionen zu rechnen. Autoradiographisch kann nicht unmittelbar unterschieden werden, ob die Aktivität dieser Zellen zur Induktion von Effektorzellen oder aber zur Suppression einer maximalen Immunantwort führt, sondern nur der resultierende Verlauf der gesamten Proliferationsaktivität beurteilt werden. Aus dem weitgehend parallelen Markierungsmuster ist zu schließen, daß die periphere PALS und die angrenzende Marginalzone nach Thermonekrose im wesentlichen den selben stimulierenden bzw. inhibitorischen immunregulatorischen Einflüssen unterliegen.

Zu dem deutlichen Proliferationsanstieg in der Marginalzone in den ersten 36 Std trägt wahrscheinlich das Recruitment Antigen-sensitiver Lymphocyten und deren Aktivierung bei. Nach der zweiten Thermonekrose werden zwar etwas höhere Markierungswerte erreicht, der Unterschied ist jedoch bei der großen vorhandenen Streuung nicht eindeutig. Da bei Sekundärreaktionen von Anfang an mehr Antigen-spezifische Lymphocyten, insbesondere auch rezirkulierende B_2- und T_2-Memoryzellen, vorhanden sind, wäre nach der zweiten Verbrennung infolge eines effektiveren Recruitments eine schnellere Proliferation als nach einmaliger Thermonekrose zu erwarten. Offensichtlich wird aber die proliferative Reaktion in ihrem Ausmaß und in ihrer Geschwindigkeit durch die Verfügbarkeit der antigenen Substanzen, durch verschiedene immunologische Regulationsmechanismen und vielleicht auch durch unspezifische Einflüsse, wie z.B. die endogenen Corticoide, in einer Weise begrenzt, daß sich trotz unterschiedlicher cellulärer Voraussetzungen keine Differenzen ausbilden.

Der höhere und etwas verzögerte Proliferationsanstieg in der peripheren PALS bis zum Maximum nach 48 Std beruht wahrscheinlich zum Teil auf der fortdauernden Stimulation von in der Marginalzone rekrutierten und danach in die PALS eingewanderten, spezifischen B-Zellen und auf der ortsständigen Proliferation von hier immobilisierten aktivierten T-Zellen (Ford 1975). Aus der spezifischen Interaktion dieser spezifischen B-Lymphocyten mit T-Helferzellen und Makrophagen resultiert schließlich die Produktion von Plasmablasten, die im Autoradiogramm jedoch nicht als solche identifiziert werden können. Die weitere Differenzierung der Plasmablasten über mehrere Zwischenstufen zu reifen Plasmazellen erfolgt überwiegend auf ihrem Weg in die rote Pulpa, die sie entlang der peripheren PALS um die Terminalarteriolen und durch die 'marginal zone bridging channels' erreichen (van Ewijk et al. 1977). Die relativ starke proliferative Reaktion und die histologischen Befunde sprechen dafür, daß die periphere PALS auch nach Thermonekrose Ausgangspunkt der später in der roten Pulpa zu beobachtenden plasmacellulären Reaktion ist.

Der rasche Abfall der Proliferationsaktivität in beiden Zonen vom 2. auf den 5. Tag nach Thermonekrose kann im Prinzip auf folgenden Rückkopplungsmechanismen beruhen:

1. Durch den sinkenden Spiegel an freiem Antigen infolge der wachsenden Antikörperproduktion verringert sich die Stimulation der spezifischen Zellen (Raff 1973), so daß nur noch Zellen mit hoher Antigen-Affinität aktiviert bleiben (Nossal 1975).

2. Der wachsende Spiegel an IgG-Antikörpern und Immunkomplexen unterdrückt zunehmend die Aktivierung und weitere Differenzierung der B-Zellen über deren Fc-Receptoren; der Helfereffekt der T-Helferzellen wirkt dieser 'Antikörper-Feedback-Hemmung' entgegen (Sinclair 1978) und ist damit eine wesentliche Voraussetzung für eine maximale Antikörperbildung, die Affinitätsreifung und die Umstellung von IgM- auf IgG-Synthese (Miller 1975).

3. Durch die Aktivierung von Suppressorzellen wird die weitere Proliferation und Differenzierung der Antigen-stimulierten B- und T-Zellen unterdrückt (Kapp et al. 1978; Pierce et al. 1979). Die Suppression kann sowohl spezifisch, z.B. im Rahmen der physiologischen Feedback-Inhibition (Cantor und Gershon 1979), erfolgen aus auch durch unspezifische Mechanismen bedingt sein, wie sie auch nach Hautverbrennungen zu beobachten sind (z.B. Constantian 1978; Miller und Claudy 1979; Ninnemann et al. 1979).

Der allmähliche Abfall der Markierungsintensität nach dem 5. Versuchstag entspricht der Einstellung eines neuen Gleichgewichts zwischen induzierenden und supprimierenden immunregulatorischen Einflüssen. Die bis Versuchsende anhaltende höhere Markierung in der peripheren PALS nach einmaliger und besonders nach zweimaliger Thermonekrose zeigt eine Verschiebung dieses Gleichgewichts auf ein höheres Proliferationsniveau an; dies ist wahrscheinlich Ausdruck der jeweils vergrößerten Anzahl spezifischer B- und T-Lymphocyten mit hoher Antigen-Affinität, die auch noch durch geringe Antigen-Spiegel und damit relativ lange stimuliert werden (Nossal 1975).

Zentrale PALS

Die zentrale PALS gilt als rein Thymus-abhängige Region, d.h. sie beherbergt praktisch nur T-Lymphocyten (Veerman 1974; Veerman und van Ewijk 1975). Unter diesen sind rezirkulierende T_2-Zellen und von den kleinen medullären Thymocyten abstammende T-Zellen, während sich relativ unreife T_1-Zellen aus dem Thymuscortex vorwiegend in der roten Pulpa und der Marginalzone ansiedeln (Durkin et al. 1978; Goldschneider 1975). In der zentralen PALS proliferieren und differenzieren sich Antigen-aktivierte T-Lymphocyten in enger Assoziation mit interdigitierenden Reticulumzellen (Veerman und van Ewijk 1975; Ford 1975). Bei verschiedenen Untersuchungen über Thymus-abhängige Immunreaktionen sind hier die ersten Immunoblasten (Veerman und de Vries 1976; van Ewijk et al. 1977) bzw. die erste Steigerung der Proliferationsaktivität (Pelc et al. 1972; Pelc und Harris 1973) in der Induktionsphase der humoralen Immunantwort nach 1 bis 2 Tagen beobachtet worden, weshalb die zentrale PALS als der Ausgangspunkt T-Zell-abhängiger Reaktionen gilt.

Von der zentralen PALS aus können wahrscheinlich Zellen aus allen Regionen der weissen Pulpa zum einen über die 'marginal zone bridging channels' in die rote Pulpa und zum anderen über die periarteriolären Lymphbahnen und den Ductus thoracicus ins Blut auswandern (Mitchell 1973).

Der Anteil markierter Zellen in der zentralen PALS ist unter Ruhebedingungen relativ klein. Nach Thermonekrose steigt er vorübergehend auf rund das Doppelte des Ausgangswertes mit einem Maximum am 5. Tag.

Die Proliferationsvorgänge in der zentralen PALS stehen nach Thermonekrose offensichtlich in keinem unmittelbaren Zusammenhang mit denen in der peripheren PALS, dem Lymphocytenwall und der Marginalzone. Während dort in ihrer Kinetik ähnliche Reaktionen nach der ersten und zweiten Verbrennung mit einem Maximum schon nach 18 bis 48 Std ablaufen, bestehen hier deutliche Unterschiede zwischen primärer und sekundärer Reaktion mit einem relativ späten Maximum am 5. bzw. am 2. Versuchstag. Diese relative Verzögerung, sowie die insgesamt nur schwache proliferative Reaktion machen es unwahrscheinlich, daß nach Thermonekrose die Induktion der schnell einsetzenden humoralen Immunantwort von hier ihren Ausgang nimmt.

Da die Entwicklung eines immunologischen T-Zell-Gedächtnisses auch bei geringer Antigen-Dosis nur 1 bis 2 Tage in Anspruch nimmt (Thorbecke und Lerman 1976), kann die vom 4. bis 5. Tag nach der ersten Verbrennung gesteigerte Proliferation kaum unmittelbarer Ausdruck der Ausbildung eines immunologischen Gedächtnisses für diejenigen antigenen Substanzen sein, die zur raschen Stimulation der übrigen Regionen führen.

Offenbar werden jedoch T-Lymphocyten direkt durch toxische und Antigen-Einflüsse nach der Thermoläsion alteriert. Die vorübergehende Zellverarmung der zentralen PALS entspricht der Dissoziation von Keimzentren nach starker primärer humoraler Immunreaktion. Mit dieser initialen Lymphocytenalteration und der nachfolgenden gesteigerten Proliferation am 4. bis 5. Tag ist die Antwort des Thymus in Einklang zu bringen, wenngleich die gesteigerte Reaktion im Thymuscortex vornehmlich die unreifen Thymocytenpopulationen betrifft.

Für die Beschleunigung der proliferativen Reaktion nach zweimaliger Thermonekrose ist zu diskutieren:

1. Die beobachtete Proliferation ist eine Reaktion auf weitere, infolge der Verbrennung entstandene antigene Substanzen, die im geschädigten Gewebe fixiert sind oder nur langsam in die Zirkulation freigesetzt werden; diese lösen daher eine zusätzlich T-Zell-ver-

mittelte Immunreaktion vom verzögerten Typ aus. Die Beschleunigung der zweiten Reaktion entspricht dabei einer anamnestischen Reaktion auf diese Antigene.

Bei den markierten Zellen kann es sich um primär in den regionären Lymphknoten von Leber und Niere gebildete spezifische T_2-Zellen handeln, die wenige Tage nach dem ersten Antigen-Kontakt in den Pool rezirkulierender Lymphocyten eingetreten sind.

2. Zwischen den Proliferationsmaxima in der zentralen PALS und in den Keimzentren besteht ein gewisser zeitlicher Zusammenhang; die maximale Markierungsintensität der Keimzentren nach 4–5 Tagen bzw. 36 Std geht derjenigen in der zentralen PALS nach 5 bzw. 2 Tagen jeweils etwas voraus.

Dieser Zusammenhang kann als vorübergehend verstärkte Ausschwemmung proliferierender Keimzentrumszellen über Strukturen in der zentralen PALS während der Einstellung eines neuen Gleichgewichts nach der anfangs überschießenden Hyperplasie interpretiert werden. Eine solche Auswanderung von dem B-Zell-System zugehörigen Keimzentrumszellen über die rein T-Zell-besiedelte zentrale PALS ist jedoch noch nicht endgültig gesichert (Mitchell 1973).

3. Das spätere Einsetzen der Reaktion nach einmaliger Thermonekrose ist zusammen mit der insgesamt nur schwachen T-Zell-Proliferation ein Ausdruck der eingeschränkten funktionellen Kapazität der T-Lymphocyten, wie sie nach schwerer Verbrennung bei zahlreichen Untersuchungen (z.B. Munster et al. 1972, 1973; Miller und Trunkey 1977) gefunden worden ist. In diesem Sinn kann der frühere Reaktionsbeginn nach der zweiten Thermoläsion als Zeichen der Adaptation des Immunsystems bzw. der T-Zellen an das Verbrennungstrauma und seine Folgen gedeutet werden.

Immunologische Sekundärreaktion nach mehrfacher Thermoläsion

Die nach Thermonekrose an Leber und Niere ablaufende Immunreaktion resultiert aus der Überlagerung und Interferenz einer unbekannten Zahl von humoralen und zellvermittelten Komponenten gegen verschiedenartige Antigene. Vor der ersten Verbrennung sind für die einzelnen Antigen-Determinanten möglicherweise in unterschiedlichem Ausmaß bereits kreuzreagierende oder hochspezifische Lymphocyten vorhanden, so daß sich die Gesamtreaktion nach der 1. Thermonekrose in einem unbestimmten Verhältnis aus primären und sekundären Einzelreaktionen zusammensetzt. Bei der zweiten Thermonekrose sind alle Teilreaktionen vom sekundären Typ, vorausgesetzt, daß das erste Trauma zu einer wirksamen Immunisierung führt. Ein deutlicher Unterschied im Sinne einer anamnestischen Reaktion ist daher nur zu erwarten, wenn für wesentliche Antigen-Determinanten bei der ersten Verbrennung die primäre Sensibilisierung und damit die erstmalige Bildung spezifischer Memoryzellen erfolgt. Diese Differenz kann durch andere Antigene, gegen die schon von vorneherein eine Immunisierung besteht, in der Gesamtreaktion abgeschwächt oder auch vollkommen überlagert und verdeckt sein.

Sekundärreaktionen beim zweiten und jedem weiteren Kontakt mit demselben Antigen sind im allgemeinen durch eine Beschleunigung und eine Verstärkung der Immunantwort gekennzeichnet, die vor allem durch die Vermehrung hochspezifischer B- und T-Lymphocyten im Rahmen der Primärreaktion bedingt ist. In der Milz findet sich dabei ein schnellerer Ablauf der histologischen Veränderungen (Congdon 1962; Pettersen et al. 1967; Pelc et al. 1972; Bürki et al. 1974), des Antigen-Trapping (Rodak 1976), der Produktion von Antikörper-bildenden Zellen (Finger 1970; Pelc et al. 1972) und der Proliferation von T-Lym-

54

phocyten (Davies et al. 1966). Das hauptsächliche Charakteristicum einer humoralen Sekundärantwort ist der viel rascher einsetzende und deutlichere Anstieg des Antikörper-Spiegels im Blut, wobei von Anfang an die Produktion von hochspezifischen 7S-IgG-Antikörpern überwiegt (Cottier et al. 1970).

Dementsprechend finden sich folgende Hinweise für das Vorliegen einer anamnestischen Komponente der Reaktion nach zweimaliger Thermonekrose:

1. *Das frühere Eintreten der Keimzentrenhyperplasie und die schwächere, uneinheitliche Ausprägung ihrer Dissoziation sowie das beschleunigte Auftreten von Plasmazellen in der roten Pulpa entsprechen den Beobachtungen bei humoralen Sekundärreaktionen.* Dabei ist die Ausbildung neuer Keimzentren vom 3. Tag nach der ersten Thermonekrose Ausdruck einer Bildung spezifischer B_2-Memoryzellen.

2. *Die deutliche Beschleunigung der proliferativen Reaktion in der zentralen PALS ist die Antwort von spezifischen T_2-Lymphocyten im Rahmen einer anamnestischen zellvermittelten Immunreaktion auf gewebs- bzw. zellständiges Antigen.*

   Diese Befunde lassen indirekt darauf schließen, daß bei der ersten Thermonekrose gegen einen Teil der dabei entstandenen antigenen Substanzen eine primäre Immunisierung erfolgt ist.

Die ähnliche Kinetik und Ausprägung der proliferativen Reaktion in der Frühphase nach einmaliger und zweimaliger Thermonekrose spricht nicht gegen das Vorliegen einer humoralen Sekundärreaktion. So ist nach tierexperimenteller Injektion von Schafserythrocyten bei der Sekundärantwort im Vergleich zur Primärantwort ein ähnlicher Verlauf des Mitoseindex aller Milzzellen (Davies et al. 1966) und sogar eine bei ähnlicher Kinetik geringere Inkorporation von ^{3}H-TdR in die gesamte Milz (Pelc et al. 1972) bekannt. Demnach können auch nach Thermonekrose trotz quantitativ ähnlicher Markierungsverhältnisse wesentliche qualitative Differenzen zwischen primärer und sekundärer Abwehrreaktion bestehen, die histologisch-autoradiographisch nicht zu erfassen sind. Solche Unterschiede sind z.B. hinsichtlich des jeweiligen Anteils von Effektorzellbildung bzw. immunregulatorischen Prozessen an der gesamten Proliferation und hinsichtlich der funktionellen Kapazität der proliferierenden Milzzellen, wie der Produktion von Antikörpern bzw. Mediatorsubstanzen, möglich.

Das Fehlen deutlicher quantitativer proliferationskinetischer Unterschiede zur Primärantwort trotz der größeren Anzahl spezifischer B- und T-Lymphocyten bei der Sekundärantwort, kann auf die Einwirkung folgender immunologischer Regulationsmechanismen zurückgeführt werden:

1. Die freie Antigenmenge ist niedriger, da beim wiederholten Trauma schon initial mehr opsonisierende Antikörper vorhanden sind und die Phagocytosekapazität des RES (MPS) gesteigert ist (Schildt 1976). Infolgedessen ist die antigene Stimulation der reaktiven Milzzellen nach der zweiten Thermoläsion schwächer.

2. Der von Anfang an höhere Spiegel an Antikörpern, besonders der Klasse IgG, bedingt eine frühere und stärkere Antikörper-Feedback-Hemmung (Sinclair 1978) der proliferierenden B-Zellen.

3. Ein größerer Einfluß von spezifischen T-Suppressorzellen, der bereits in der Induktionsphase der Immunreaktion wirksam wird (Pierce et al. 1979), begrenzt früher und ausgeprägter die Proliferation reaktiver B- und T-Zellen. Zum einen sind nach der primären Immunisierung wahrscheinlich von vornherein mehr spezifische T-Suppressorzellen vorhanden (Eardley und Sercarz 1977). Zum anderen führt die größere Aktivität von spezifischen $Ly1^+$-T-Inducerzellen (Helferzellen) ihrerseits auch zu einer stärkeren Akti·

rung von suppressorischen $Ly\,123^+$-T-Zellen im Rahmen der physiologischen Feedback-Inhibition der Immunantwort (Cantor und Gershon 1979).

4. Durch Verbrennungen induzierte unspezifische Suppressionsmechanismen (Constantian 1978; Miller und Claudy 1979), die die volle Ausprägung einer anfangs normal entwickelten Immunreaktion unterdrücken (Pierce et al. 1979), hemmen sowohl die primäre als auch die sekundäre Immunantwort nach Thermonekrose in ihrem späteren Verlauf. Infolgedessen können auch die Veränderungen des Immunstatus nach der ersten Thermoläsion mehr oder weniger stark eingeschränkt sein.

Einfluß immunologischer Faktoren auf den Thymus nach Thermoläsion

Die unspezifischen und verbrennungsspezifischen Einflüsse auf die proliferative Aktivität des Thymus sowie die Bedeutung von Autoantigenen und Suppressormechanismen entsprechen den o.g. Ausführungen bei der Milz. Die entscheidende Frage ist, ob die zellkinetische Reaktion des Thymus Ausdruck von immunologischen Prozessen ist.

In den peripheren lymphatischen Organen wie der Milz bewirkt der primäre Kontakt mit den Antigenen nach der ersten Thermonekrose die Vermehrung spezifischer B- und T-Lymphocyten mit hoher Antigen-Affinität und schließlich die Bildung spezifischer langlebiger rezirkulierender B- und T-Memoryzellen. Bei der zweiten Thermonekrose sind daher von Anfang an mehr Antigen-reaktive B- und T-Lymphocyten vorhanden, so daß eine Beschleunigung und Verstärkung sowohl der humoralen als auch der cellulären Immunantwort im Sinne einer anamnestischen bzw. Sekundärreaktion zu erwarten ist. Das führt — wie an der Milz diskutiert — zu einer geringeren Stimulation des Immunsystems durch freies Antigen, zu einer schwächeren Wirkung von Verbrennungstoxinen und zu einem früheren Einsetzen von auto-immunologischen Reaktionen.

In immunregulatorischer Hinsicht kommt es neben der geringeren antigenen Stimulation wegen der höheren Antikörper-Spiegel auch zu einer früheren und stärkeren Antikörper-Feedback-Hemmung der proliferierenden B-Zellen (Sinclair 1978). Außerdem ist die Sekundärreaktion einem stärkeren Einfluß von spezifischen Suppressorzellen unterworfen, da nach primärer Immunisierung von Anfang an mehr Suppressorzellen vorhanden sind (Eardley und Sercarz 1977) und die höhere Aktivität spezifischer $Ly\,1^+$-T-Helferzellen auch eine stärkere physiologische Feedback-Suppression durch $Ly\,123^+$-T-Zellen hervorruft (Cantor und Gershon 1979).

Da bei den nicht keimfrei aufgezogenen Versuchstieren schon vor Versuchsbeginn für einen unbestimmten Teil der nach Verbrennung wirksamen Antigene genügend spezifische oder kreuzreaktive Lymphocyten vorhanden sein können, entspricht die Immunreaktion nach dem ersten Trauma nicht streng einer "Primärreaktion". Dadurch können auch die Unterschiede zur Sekundärreaktion nach der wiederholten focalen Verbrennung mehr oder weniger abgeschwächt sein.

Die entsprechenden autoradiographischen Untersuchungen an der Milz nach ein- und mehrfachen Thermonekrosen an Leber und Nieren lassen jedoch eindeutig in den Keimzentren und in der periarteriolären Lymphocytenscheide Hinweise für humorale und zellvermittelte Reaktionskomponenten vom anamnestischen Typ erkennen.

Während für die peripheren lymphatischen Organe charakteristische histologische und proliferationskinetische Differenzen zwischen Primär- und Sekundärreaktionen bekannt sind, gibt es für das zentrale lymphatische System wie den Thymus bislang darüber nur sehr spärliche Befunde (Helpap und Dachselt 1978; Helpap und Grouls 1980).

Die Beantwortung der Frage, ob ein immunologisch bedingter Unterschied in der Reaktion des Thymus auf eine ein- oder mehrfache Thermoläsion zu erwarten ist, setzt eine genaue Bestimmung der Stellung des Thymus im Ablauf von Immunreaktionen voraus. Folgende Befunde sind konstatiert:

Die Zellwanderung im Thymus ist unidirektional (Stutman 1977). Unter den in den Thymus einwandernden Zellen befinden sich nur unreife, noch nicht immunkompetente Stammzellen aus dem Knochenmark. Die aus dem Thymus auswandernden Zellen (postthymische Precursorzellen) entwickeln sich fast ausschließlich in der Peripherie zu reifen immunkompetenten T-Lymphocyten. Darunter sind auch langlebige T-Zellen, sog. Memoryzellen, die durch die peripheren lymphatischen Organe und das Knochenmark rezirkulieren, nicht jedoch wieder in den Thymus eintreten. Demnach ist auch über die Bildung von T-Memoryzellen bei der primären Immunisierung nach der ersten focalen Organverbrennung kein unmittelbarer Einfluß auf die celluläre Zusammensetzung und die Proliferation der Thymocyten im Rahmen einer anamnestischen Immunreaktion zu erwarten.

Der Thymus liefert unreife Vorstufen für die peripheren T-Lymphocytenpopulationen. Dies sind in der überwiegenden Mehrzahl Ly 123$^+$-postthymische Precursorzellen, die in der Peripherie in spezifischer Interaktion mit anderen T-Zellen die verschiedenen T-Lymphocyten-Unterklassen hervorbringen. Möglicherweise besitzen sie selbst darüberhinaus immunregulatorische Funktionen (Cantor und Gershon 1979). Eine unmittelbare Beteiligung des Thymus an peripheren Immunreaktionen ist daher vor allem über seinen cellulären Beitrag zu immunregulatorischen Prozessen wahrscheinlich.

Vielleicht beeinflussen periphere Stimuli, die die Produktion bestimmter T-Zell-Unterklassen hervorrufen, auch wesentlich die Zahl und Zusammensetzung der aus dem Thymus auswandernden Lymphocyten (Scollay et al. 1978; Durkin et al. 1978; Linna und Cohen 1973). Der genaue Zusammenhang in Form eines Rückkopplungsmechanismus zwischen der peripheren Immunreaktion und der Zellproduktion im Thymus ist jedoch noch nicht endgültig geklärt (Helpap und Grouls 1980). Die Tatsache, daß das Ausmaß der peripheren proliferativen Immunreaktion nach ein- und zweimaligen Thermonekrosen sehr ähnlich ist, entspricht den Ergebnissen am Thymus, die ebenfalls nur geringfügige Differenzen aufweisen, und spricht für ähnliche Anforderungen an den Zellnachschub aus dem Thymus z.B. immunregulatorischer Zellen bei gleichen peripheren Proliferationsverhältnissen (Wood et al. 1978; Helpap und Grouls 1980).

Das Maximum der Proliferation der corticalen Thymocyten jeweils am 4. Tag kann in Zusammenhang mit der Aktivierung von Suppressionsmechanismen nach Verbrennung stehen. Dabei kann es sich einerseits um die physiologische Feedback-Suppression handeln, die die normale Immunantwort in ihrem Ausmaß und ihrer Dauer begrenzt (Cantor und Gershon 1979). Durch die höhere Aktivität von Ly-1+-Helferzellen bei der Sekundärreaktion wird auch eine stärkere Aktivierung von Ly-123+-T-Zellen zur Suppression verursacht. Das etwas stärkere Maximum im Thymuscortex ist dann möglicherweise Ausdruck des nach der zweiten Thermonekrose gesteigerten Bedarfs an Ly-123+-T-Zellen im Rahmen dieser Feedback-Suppression. Andererseits kann es auch auf der Aktivierung von unspezifischen Suppressormechanismen beruhen, wie sie nach Verbrennung schon nachgewiesen wurden (Miller und Baker 1979; Miller und Claudy 1979). Diese wird möglicherweise durch Antigenüberschuß in der Zirkulation ausgelöst (Green und Bach 1979), zu dem auch autoimmunologische und toxische Gewebsschädigungen nach Verbrennung beitragen. Die normale Effektorzellantwort wird unterdrückt und die weitere Ausprägung autoimmunologischer Reaktionen nach Verbrennung damit verhindert (Green und Bach 1979; Munster 1976).

Die Reaktion von Milz und Thymus auf Probelaparatomien

Die experimentelle Induktion einer Verbrennung an inneren Organen ist mit einem operativen Eingriff in Äthernarkose verbunden, der selbst Auswirkungen auf das Immunsystem haben kann. Die spezifischen und unspezifischen Einflüsse der Narkose und des durch die Laparatomie bedingten Traumas auf das lymphatische Gewebe von Milz und Thymus können über die histologische und proliferative Reaktion nach einer bis auf die Verbrennung gleichen Scheinoperation abgeschätzt werden. Die darüber hinausgehenden Veränderungen nach einmaliger bzw. zweimaliger Thermonekrose können dann auf das zusätzliche Verbrennungstrauma und seine Folgen zurückgeführt werden.

Immunologische Folgen des Operationstraumas

Nach operativem Trauma ist bei Patienten wie in tierexperimentellen Studien eine erhöhte Infektionsanfälligkeit gefunden worden, die durch eine Beeinträchtigung der Abwehrfunktionen des Immunsystems bedingt ist. Das Ausmaß dieser postoperativen Immundepression ist von der Schwere des Traumas abhängig.

In den ersten Stunden nach tierexperimenteller Operation ist die Phagocytose-Aktivität des RHS (MPS) reduziert (Kaplan und Saba 1976; Saba und Diuzio 1969). Ursächlich für diese RHS-Depression sind ein Mangel an Serumopsoninen (Saba 1970) und eine reversible Funktionseinschränkung der Zellen des RHS infolge des intraoperativen Schocks (Saba und Scovill 1975; Kaplan und Saba 1976). Daraus resultiert eine erhöhte Empfindlichkeit des Organismus für schädigende Substanzen und eine verstärkte Schockgefährdung in der frühen postoperativen Phase (Schildt 1976; Kaplan und Saba 1976).

Neben der Einschränkung unspezifischer Abwehrmechanismen sind auch verschiedene postoperative Veränderungen von lymphocytären Funktionen bekannt.

Im peripheren Blut von frischoperierten Patienten ist die Zahl der T-Lymphocyten vermindert (Bauer et al. 1978), die der B-Lymphocyten jedoch meist erhöht (Lee et al. 1978). Die bereits mit der Narkose einsetzende Herabsetzung der mitogenen Stimulierbarkeit und der Reaktivität in der "mixed lymphocyte culture" der peripheren Blutlymphocyten verstärkt sich postoperativ weiter; cutane Reaktionen vom verzögerten Typ sind für mehr als eine Woche abgeschwächt (Slade et al. 1975).

Bei Ratten sind in den ersten Stunden nach Laparatomie primäre und sekundäre humorale Immunantworten verstärkt (Kinnaert et al. 1978). Dagegen ist die Zahl Antikörper-bildender Zellen in der Milz nach Amputation vermindert (Humphrey et al. 1969). Nach Cholecystektomie an Meerschweinchen besteht eine deutliche Verminderung der Immunreaktivität vor allem auf Kontaktallergene und auf Thymus-abhängige Antigene und eine reduzierte Fähigkeit zur Entwicklung eines immunologischen Gedächtnisses; alle diese Ergebnisse deuten auf eine Dysfunktion der T-Zellen in der frühen postoperativen Phase hin (Cooper et al. 1974). Als Ursachen für diese Veränderungen kommen verschiedene unspezifische Faktoren in Betracht.

1. Die Narkose selbst kann einen suppressiven Effekt auf verschiedene lymphocytäre Funktionen ausüben. So werden bereits in der Induktionsphase der Narkose eine Reduzierung der Zahl von T- und B-Lymphocyten im peripheren Blut von gesunden Patienten, eine Verminderung ihrer mitogenen Stimulierbarkeit und ihrer Reaktivität in der "mixed lymphocyte culture" beobachtet; auch einer reversible Cytotoxizität von Narkotika für Lymphocyten ist bekannt (Slade et al. 1975). Die Stimulierbarkeit ist für mehrere verschiedene Mitogene erniedrigt; Äther bewirkt dabei relativ zu anderen Narkotika eine deutliche und anhaltende Suppression, die vor allem B-Lymphocyten und weniger T-Zellen betrifft (Jubert et al. 1973; Micheels et al. 1978). Dieser Effekt der Äthemarkose ist jedoch selbst bei gleichen Versuchsbedingungen nicht immer einheitlich ausgeprägt (Kinnaert et al. 1978).
2. Der intraoperative Blutverlust korreliert ebenfalls mit der Verminderung der mitogenen Stimulierbarkeit der peripheren Blutlymphocyten (Jubert et al. 1973).
3. Der mit der Laparatomie verbundene Streß ruft eine erhöhte Ausschüttung von Glucocorticoiden bzw. Streßhormonen hervor (Bauer et al. 1978; Fujieda und Horoshige 1978). Corticoide haben auf die zirkulierenden Lymphocyten zwei Effekte; zum einen führen sie über die Rückverteilung vor allem von T-Zellen aus dem Blut ins Knochenmark und in anderen Geweben zu einer Lymphopenie, zum anderen unterdrücken sie die durch Mitogene und Antigene induzierte Proliferation dieser Lymphocyten (Fauci 1975).

Bei den stark Corticoid-empfindlichen Ratten und Mäusen bewirken hohe Corticoiddosen die Lyse bestimmter Lymphocytenpopulationen. Diese direkt zerstörende Wirkung betrifft vor allem kurzlebige corticale Thymocyten und in der Milz nur eine PHA-responsive Subpopulation der T-Zellen (Bach et al. 1975) und die Vorstufen Antikörperbildender Zellen (Vischer 1972). Dabei kommt es in der Milz innerhalb weniger Stunden zur massiven Nekrose von Lymphocyten, und zwar zunächst in den Keimzentren und dann auch in den Follikeln und in der Marginalzone, bis nur noch wenige kleine Lymphocyten und Plasmazellen im reticulären Grundgerüst anzutreffen sind (Müller und Müntener 1979). In der Thymusrinde sinkt die Zelldichte durch verstärkte Zellemigration und Zelluntergang (La Pushin und de Harven 1971; Engelhardt 1977), wobei das Mark relativ unbeeinflußt bleibt (Aschkenasy 1976). Die Repopulation beginnt nach 10 Tagen wieder (Hiesche und Revesz 1979).

Darüber hinaus werden sowohl zellvermittelte also auch humorale Immunreaktionen vor allem in ihrer frühen Induktionsphase auch durch niedrigere Corticoiddosen unterdrückt, wobei mit der weiteren Antigen-induzierten Differenzierung die Resistenz der Lymphocyten gegen diese Suppression wächst (Baxter und Harris 1975); so wird die Aktivierung und die Proliferation von T-Zellen anscheinend generell durch Corticoide gehemmt (Bach et al. 1975). Die gesamte immunsuppressive Wirkung der Glucocorticoide beruht auf mehreren, verschiedenen Komponenten; die Hemmung betrifft sowohl bestimmte Funktionen der Makrophagen, humorale B-Zell-Reaktionen, zellvermittelte T-Zell-Reaktionen und die Funktion von T-Helferzellen, als auch die Entzündungsreaktion (Baxter und Harris 1975). So sind zum Beispiel nach exogener Corticoidzufuhr humorale Sekundärreaktionen proportional zur Dosis unterdrückt (Benner et al. 1978) und die Abstoßung von Hauttransplantaten verzögert (Eckert und Kaden 1976). Aber auch unter der Einwirkung von endogenen Corticosteroiden während oder kurz nach einer Streßreaktion findet sich eine Verminderung der mitogenen Stimulierbarkeit von T- und B-Zellen und der Cytotoxizität als Zeichen der Immundepression (Monjan und Collector 1977).

Insgesamt spielt die Streßreaktion wahrscheinlich eine wesentliche Rolle für die Lymphopenie und die Immundepression in der frühen postoperativen Phase (Slade et al. 1975; Monjan und Collector 1977; Bauer et al. 1978).

4. Im Serum von operierten und traumatisierten Patienten ist ein erhöhter Spiegel eines endogenen immunsuppressiven Faktors (α_2-Globulin) nachweisbar, der möglicherweise ein physiologischer Regulator der T-Zell-Immunität ist und von Suppressor-T-Zellen produziert wird, die infolge des Traumas verstärkt stimuliert werden (Constantian et al. 1977). Die immunsuppressive Serumaktivität steigt mit der Schwere des Traumas deutlich an und trägt dann zur oben beschriebenen posttraumatischen Reduzierung der T-Zell-Funktionen bei.

Histologie und Zellkinetik

Nach Probelaparatomien finden sich nur diskrete Veränderungen der Histologie und der Proliferationsaktivität in allen Zonen der weißen Milzpulpa und im Thymus (Helpap et al. 1979) (Abb. 40 a–d).

In den Keimzentren entwickelt sich ohne vorhergehende Dissoziation nur eine geringe Hyperplasie. Dieses Verhalten deutet zusammen mit der später auftretenden, schwachen plasmacellulären Reaktion in der roten Pulpa auf eine quantitativ geringe antigene Stimulation im Sinne einer humoralen Reaktion hin.

Die proliferativen Veränderungen sind in sämtlichen Regionen der weißen Pulpa gering; außer in der peripheren PALS bleiben die jeweiligen Anstiege der Markierungsintensität unter 50% des Ausgangswertes. Die deutlichste und am längsten anhaltende Reaktion findet sich in der peripheren PALS, die als Ort der T-B-Zell-Kooperation und als Ursprungsort der Plasmocytopoese gilt (Veerman und van Ewijk 1975; van Ewijk et al. 1977). Sie ist wahrscheinlich zumindest teilweise Ausdruck einer Stimulation der Antikörperbildung nach Laparatomie. Die Proliferation in der Thymus-abhängigen zentralen PALS ist nur in den ersten Tagen geringfügig erhöht, so daß eine wesentliche Einwirkung des Operationstraumas auf die hier angesiedelten bzw. rezirkulierenden, überwiegend reifen T-Zellen offensichtlich fehlt. Diese Reaktion der Milz nach Scheinoperation resultiert aus der antigenen Stimulation durch die intraoperative Freisetzung von intracellulären Substanzen und Zellwandbestandteilen (Munster 1976) sowie aus der nachfolgenden Entzündung im Wundgebiet und wird durch die bereits genannten unspezifischen Einflüsse überlagert.

Ein ähnlicher Befund ist auch am Thymus zu erheben. Hier kommt es zu einer kurzfristigen Abnahme DNA-synthetisierender Lymphocyten mit nachfolgendem Anstieg wie nach Prednisoloninjektion (Griss et al. 1970). Das Mark reagiert jedoch nicht. Die Zelldichten bleiben konstant. Offenbar wird somit nur die DNA-Synthese der Thymocyten kurzfristig verändert (Grouls und Helpap 1978; Zaitoun et al. 1979). Anzeichen für eine massive Streßsituation oder eine deutliche Suppression der Lymphocytenproliferation liegen jedoch nicht vor (Abb. 41 a, b).

Im Vergleich mit den Befunden nach Thermoläsionen an inneren Organen sind die Veränderungen im zeitlichen Ablauf ähnlich, quantitativ jedoch sehr viel geringer ausgeprägt.

In allen Regionen der weißen Pulpa liegt die Markierungsintensität unter derjenigen nach Thermoläsion. Dies entspricht den Erwartungen, daß es durch die Verbrennung zu einer zusätzlichen, relativ starken antigenen Stimulation und unspezifischen Beeinflussung des

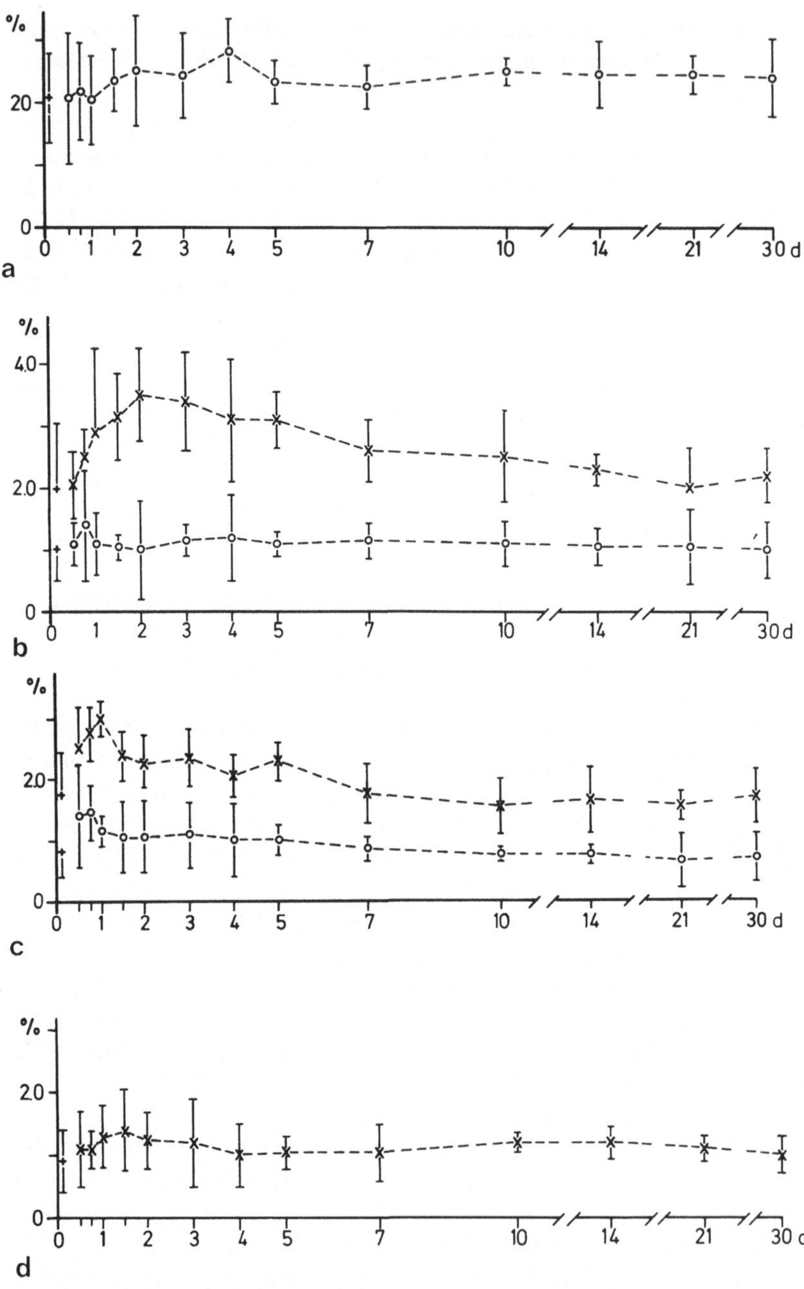

Abb. 40 a–d. Milzreaktion nach Scheinoperation. Markierungsindices (a) der Keimzentren, (b) der peripheren PALS und des Lymphocytenwalles (○) (c) der PALS-nahen (x) und follikelnahen (○) Marginalzonen; (d) der zentralen PALS. Insgesamt nur leichte initiale Anstiege der Prozentsätze radioaktiv markierter Lymphocyten

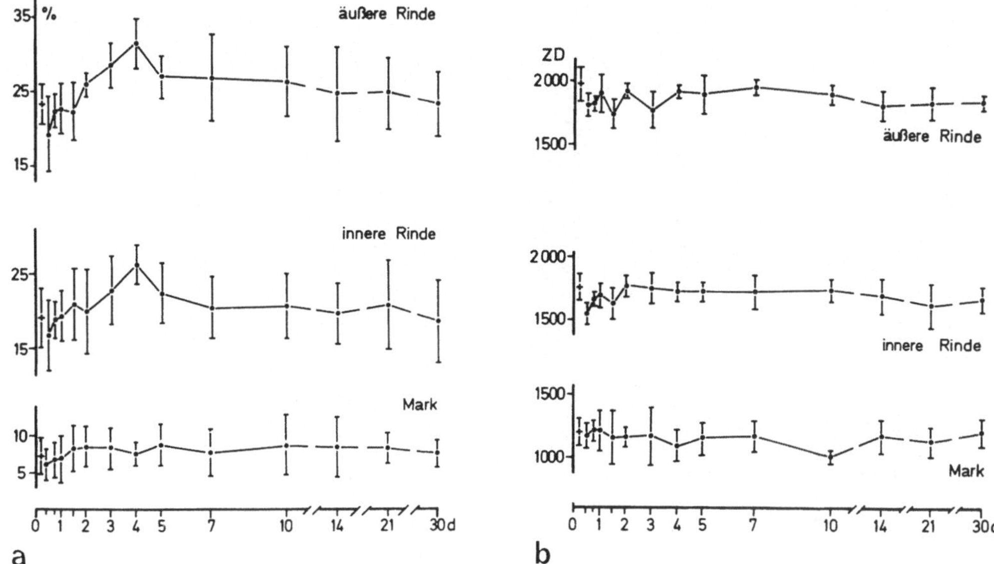

Abb. 41. a Markierungsindex der Rinden- und Markthymocyten nach Scheinoperation mit geringem Maximum am 4. postoperativen Tag. Keine Reaktion im Mark. b Keine signifikanten Änderungen der Zelldichten im Thymus

lymphatischen Gewebes von Milz und Thymus kommt, die sowohl das B-Zell-System als auch das T-Zell-System betrifft.

Insgesamt besteht somit eine relativ geringe unspezifische antigene Stimulation der Lymphocytenproliferation in Milz und Thymus nach Probelaparatomie. Die stärkere Reaktion nach focaler Verbrennung von inneren Organen ist somit wesentlich durch die Thermoläsion bedingt (Helpap und Grouls 1980).

Die Milz- und Thymusreaktion auf andere Reize (Tabelle 1)

Catgut-Implantation

Bei einer protrahierten, unspezifischen resorptiven Entzündung, wie sie nach Catgutimplantation in die Leber von Mäusen abläuft (Helpap et al. 1974), steigt die Proliferationsrate sowohl in den Keimzentren als auch im Lymphocytenwall und in der Marginalzone in den ersten 2 bis 3 Tagen deutlich an, fällt dann aber nur sehr langsam wieder auf das Ausgangsniveau ab, bis nach 60 bis 90 Tagen die traumatischen Leberläsionen vollständig vernarbt sind.

Nach Thermonekrose verläuft die proliferative Reaktion wesentlich steiler und kürzer, was wahrscheinlich folgende Ursachen hat: zum einen werden nach Verbrennung — zumindest in den ersten Tagen — zusätzliche proliferationsstimulierende Faktoren wirksam, die dann bald wegfallen, so z.B. Verbrennungstoxine und autoantigenes Material; zum anderen ist die Entzündung in den verbrannten Organbezirken und damit die entzündungsbedingte Stimulation der Milzzellen früher abgeschlossen.

Tabelle 1. Milzreaktionen nach verschiedenen Gewebsreizen

Milzstrukturen	Kontrollen	Scheinoperationen	2/3 Hepatektomie	Einmalige Thermocoagulation an			Mehrfache Thermocoagulationen an		Schafserythrocyten
				Leber	Leber, Niere	Milz	Leber, Niere, Magen	Leber, Niere	
Keimzentren									
Dissoziation	ϕ	ϕ	ϕ	(+)	+	+	+++	+	+++
Hyperplasie	ϕ	ϕ	ϕ	(+)	+	+	++	++(+)	+++
Periphere PALS	Normal	Normal	Normal	Aktiviert		Aktiviert	Aktiviert	Aktiviert	Hyperplastisch
Zentrale PALS	Normal	Normal	Normal	Normal bis leicht dissoziiert			Dissoziiert	Normal bis aktiviert	Hyperplastisch
				+	+	+			
Marginalzone	Normal	Normal	Normal	Aktiviert			Aktiviert	Aktiviert	Hyperplastisch
				+	+	+	+++	Hyperplastisch	
Rote Pulpa									
Plasmazellen	Normal	Normal	Normal	+	+	+	++	+++	+++

2/3-Hepatektomie

Ein größerer Parenchymverlust, z.B. nach 2/3-Hepatektomie bei Ratten (Helpap et al. 1975), ruft ebenfalls eine proliferative Reaktion in der weißen und der roten Pulpa hervor, die über diejenige nach Laparatomie als Scheinoperation hinausgeht. Diese betrifft jedoch hauptsächlich die Vorläuferzellen der Haematopoese in der roten Pulpa und hat ihre Ursache wahrscheinlich in einer erhöhten STH-Ausschüttung und/oder im verminderten Einfluß wachstumsregulierender Chalone. Im Lymphocytenwall und in der Marginalzone sind die Veränderungen relativ geringfügig, so daß eine wesentliche Bedeutung des mit der Verbrennung verbundenen, viel kleineren Parenchymverlusts für die Milzreaktion nach Thermonekrose ausgeschlossen werden kann (Abb. 42).

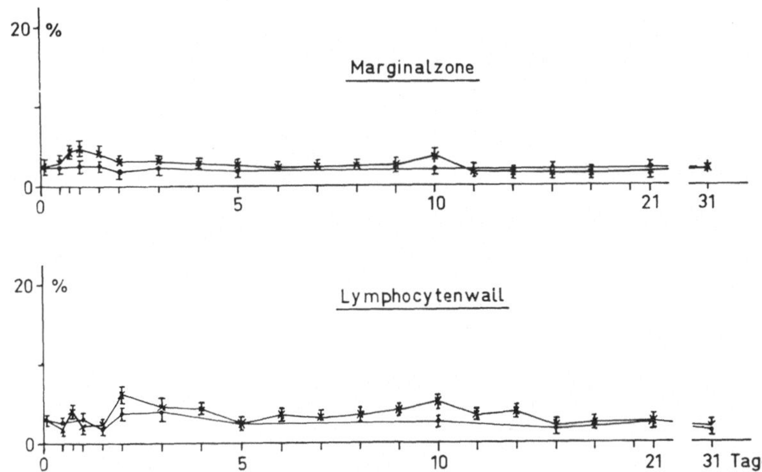

Abb. 42. Prozentsätze radioaktiv markierter Zellen der Marginalzone und im Lymphocytenwall der Milz nach 2/3 Teilhepatektomie (x). Keine nennenswerte Reaktion gegenüber einmaligen Scheinoperationen (●)

Intravenöse Schafserythrocyten-Injektion

Als Thymus-abhängige Standardreaktion dient bei verschiedenen immunologischen Fragestellungen die Reaktion auf Schlafserythrocyten als Antigen. Hierüber liegen sowohl quantitative (Helpap et al. 1975b) als auch qualitative (Pelc et al. 1972) autoradiographische Untersuchungen an der Milz vor.

Die Keimzentren-Veränderungen sind nach Schafserythrocyten-Injektion viel ausgeprägter; eine fast vollständige Dissoziation vom 1. bis 2. Tag wird von einer starken und anhaltenden, am 5. Tag maximalen Hyperplasie gefolgt, so daß schließlich sehr viele große Keimzentren mit nur schmalem Lymphocytenwall zu finden sind. Die etwas schwächere Dissoziation und wesentlich geringere Hyperplasie der Keimzentren nach Thermonekrose weist demgegenüber zum einen auf eine geringere wirksame Antigendosis und zum anderen auf eine unzureichende T-Zell-Kooperation hin (Miller 1976; Thorbecke und Lerman 1976) (Abb. 43).

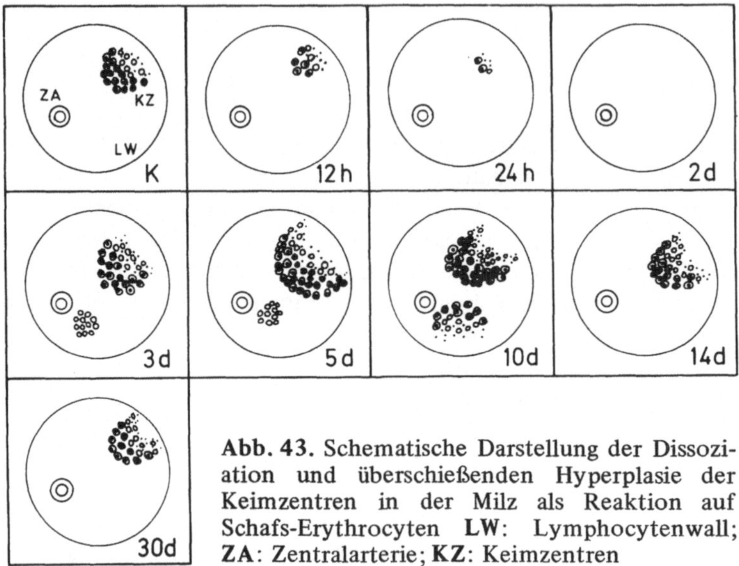

Abb. 43. Schematische Darstellung der Dissoziation und überschießenden Hyperplasie der Keimzentren in der Milz als Reaktion auf Schafs-Erythrocyten **LW**: Lymphocytenwall; **ZA**: Zentralarterie; **KZ**: Keimzentren

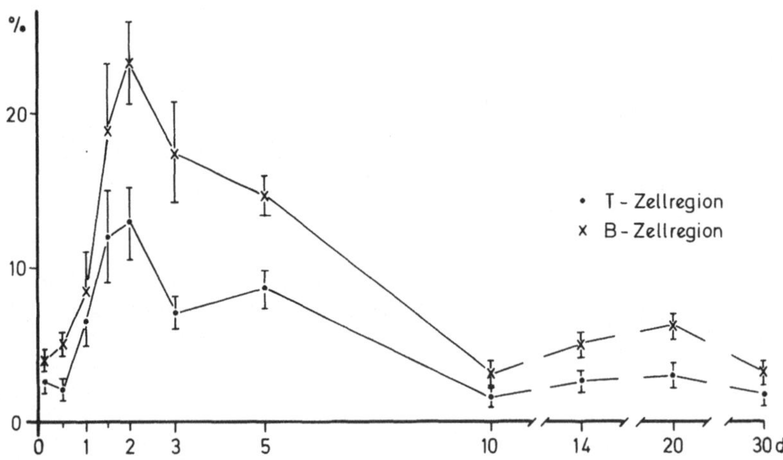

Abb. 44. Ausgeprägte Reaktion der T-Lymphocyten der zentralen PALS nach Schafs-Erythrocyten

Die stärkste Markierung zeigt sich auch nach Schafserythrocyten-Injektion in der peripheren PALS (Abb. 44–46). Während in der angrenzenden Marginalzone der Markierungsverlauf dem nach Thermonekrose ähnlich ist und nur etwas länger und höher bis zum Maximum nach 48 Std ansteigt, geht die anfangs parallele Reaktion der peripheren PALS noch weit darüber hinaus und ist vom 3. bis 5. Tag erheblich über das Ausgangsniveau erhöht. Diesem Markierungsmuster liegt wahrscheinlich die anhaltende Proliferation und Differenzierung von in der Marginalzone rekrutierten, reaktiven Lymphocyten in der peripheren PALS zugrunde, wie sie dort im Rahmen der T-B-Zell-Kooperation zu erwarten ist (van Ewijk et al. 1977). Im Gegensatz dazu ist nach einmaliger und zweimaliger Thermonekrose

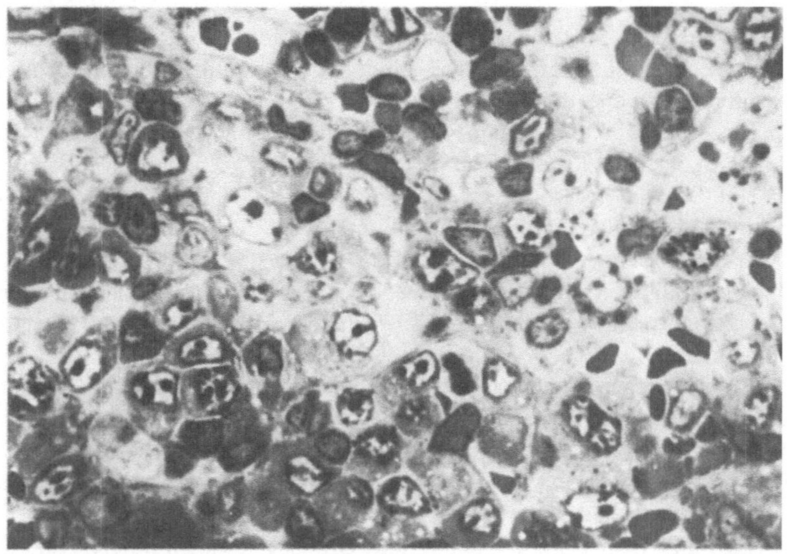

Abb. 45. Deutliche Plasmocytose in der roten Pulpa der Milz nach Schafs-Erythrocyten. Semidünnschnitt. Basisches-Fuchsin-Methylenblau-Azur II, 1024 x

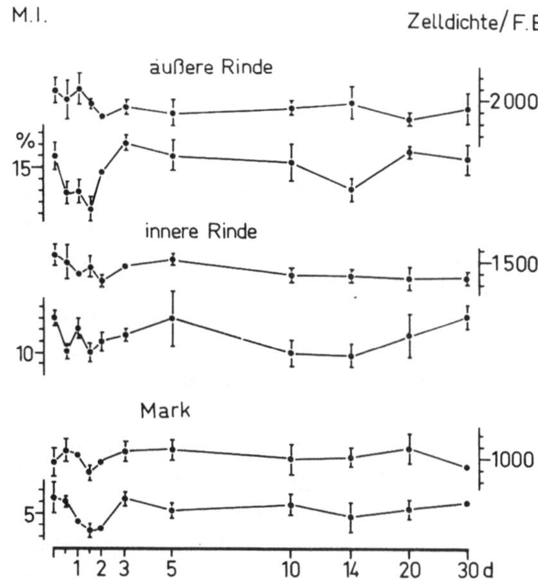

Abb. 46. Initialer Abfall des Markierungsindex der Thymocyten in Rinde und Mark nach Gabe von Schafs-Erythrocyten. Nur geringfügige initiale Reaktion der Zelldichte

der Markierungsverlauf in der peripheren PALS dem in der Marginalzone weitgehend parallel, zeigt also keinen länger dauernden Anstieg. Dieser Unterschied kann nicht allein durch die relativ niedrigere Antigendosis bedingt sein, da nach zweimaliger Scheinoperation auf einem niedrigeren Markierungsniveau das gleiche Reaktionsmuster wie nach Schafserythrocyten-Injektion zu beobachten ist.

Als Ursachen für den offensichtlich vorzeitigen Abbruch der proliferativen Reaktion in dieser Zone nach Thermonekrose sind folgende immunologische Auswirkungen von Verbrennungen zu diskutieren:

1. Eine verminderte Antigen-Reaktivität der B- und/oder T-Zellen (Munster et al. 1972, 1973; Sakai et al. 1974);
2. eine Störung der kooperativen Funktion der T-Helferzellen (Miller und Trunkey 1977), die zu einer Schwächung der Immunantwort des B-Zell-Systems, z.B. infolge der Antikörper-Feedback-Hemmung, führt:
3. eine erhöhte Aktivität von unspezifischen T-Suppressorzellen bzw. immunsuppressiven Faktoren (Miller und Claudy 1979; Miller und Baker 1979; Constantian 1978; Ninnemann et al. 1979).

Als solche unspezifischen Suppressorzellen kommen neu aus dem Thymus ausgeschwemmte, nicht-rezirkulierende, relativ unreife T-Zellen in Betracht (Gershon et al. 1974; Gershon 1976; Miller 1976), die aus großen corticalen Thymocyten hervorgehen (Durkin et al. 1978). Hier besteht möglicherweise eine direkte Beziehung zu der nach einmaliger und zweimaliger Thermonekrose an Leber und Niere im Thymus beobachteten proliferativen Reaktion (Grouls und Helpap 1978; Helpap und Grouls 1980). Im inneren und äußeren Cortex des Thymus steigt die Markierungsintensität nach einem initialen Abfall am 3. und maximal am 4. Tag über das Ausgangsniveau an. Dieser Anstieg ist nach zweimaliger Thermonekrose am höchsten und nach Scheinoperation am geringsten; nach Schafserythrocyten-Injektion fehlt ein gleichartiger Proliferationsanstieg im Thymuscortex. (Abb. 46). Die maximale Aktivität der corticalen Thymocyten nach Thermonekrose fällt zeitlich mit dem raschen Abfall der Proliferationsaktivität in der peripheren PALS der weißen Milzpulpa vom 2. auf den 4. Tag zusammen.

Da im Thymus ^{3}H-TdR-markierte Zellen schon innerhalb weniger Stunden in die weiße Milzpulpa einwandern (Linna und Cohen 1973), ist ein ursächlicher Zusammenhang zwischen dem Markierungsanstieg im Thymuscortex und dem Markierungsabfall in der peripheren PALS gut möglich. Er wird wahrscheinlich über die Ausschwemmung unreifer T-Zellen mit suppressorischer Aktivität aus dem Thymuscortex in die Milz (Durkin et al. 1978) vermittelt. Dieser Vorgang entspricht möglicherweise dem tierexperimentell (Miller und Claudy 1979) und klinisch (Baker et al. 1979; Miller und Baker 1979) nachgewiesenen, am 4. Tag nach Hautverbrennung einsetzenden Anstieg der unspezifischen suppressorischen Aktivität in der Milz bzw. im peripheren Blut.

In der zentralen PALS kommt es nach Schafserythrocyten-Injektion parallel zur peripheren PALS und der angrenzenden Marginalzone zu einem schnellen und ausgeprägten Anstieg der Markierung, deren Maximum nach 36 bis 48 Std erreicht wird und das vier- bis fünffache des Ausgangswertes beträgt. Diese starke Proliferation dient wahrscheinlich der Bereitstellung von aktivierten T-Helferzellen für den weiteren Ablauf der humoralen Immunantwort, d.h. für die T-B-Zell-Kooperation in der peripheren PALS (van Ewijk et al. 1977). Im Vergleich dazu ist die proliferative Reaktion in der zentralen PALS nach Thermonekrose wesentlich geringer ausgeprägt und setzt zudem nach einmaliger Verbrennung erst später ein. Aus diesen Unterschieden sind folgende Aussagen für die Reaktion der zentralen PALS nach Thermonekrose abzuleiten:

1. Im Rahmen der schnellen, in den anderen Zonen zu beobachtenden humoralen Reaktion kommt es nur zu einer minimalen Aktivierung von T-Zellen. Dies ist wahrscheinlich durch die Einschränkung verschiedener T-Zell-Funktionen nach Verbrennung bedingt.

2. Die Proliferation in der zentralen PALS ist Ausdruck einer zellvermittelten Reaktion gegen im Gewebe fixierte Antigene, die unabhängig von der schnellen humoralen Reaktion
   gegen zirkulierendes Antigen ist. Nach der zweiten Thermonekrose bildet sich eine beschleunigte anamnestische celluläre Immunantwort aus.

Ein Zusammenhang mit der Keimzentren-Hyperplasie ist nach Schafserythrocyten-Injektion nicht offensichtlich, da die maximale Proliferation in der zentralen PALS schon während der Dissoziation erfolgt. Er wird vielleicht jedoch durch die überlagernde starke T-Zell-
Reaktion verdeckt.

IV. Schlußbetrachtung

Experimenteller immunologischer Bezug

Die morphologischen und immunologischen Auswirkungen, die durch die Thermoläsion an inneren Organen und durch ihre Folgen verursacht werden, können im Vergleich mit entsprechenden Befunden nach Probelaparatomie gut abgeschätzt werden. Die stärkere Ausprägung der Reaktion nach Thermonekrose zeigt, daß eine lokale Verbrennung einen deutlicheren Effekt auf das lymphatische Gewebe hat als das operative Trauma oder die Narkose allein. Die Thermoläsion induziert durch die intensive Einwirkung des thermocoagulierten Gewebes über die Peritonealhöhle eine verhältnismäßig starke antigene Stimulation des Immunsystems.

Die histologischen und autoradiographischen Befunde nach Thermonekrose sind der Ausdruck spezifischer, d.h. Antigen-induzierter immunologischer Reaktionen. Ihre differenzierte Analyse ergibt dabei sowohl Hinweise auf eine humorale Immunantwort gegen Antigene, die rasch über die Blutzirkulation die Milz erreichen als auch auf eine davon unabhängige celluläre Immunantwort gegen Antigene, die im Gewebe fixiert sind bzw. nur langsam in die Zirkulation freigesetzt werden.

Mehrfache Thermoläsionen induzieren humorale und celluläre Sekundärreaktionen. Nach einer ersten Thermonekrose folgt offensichtlich zumindest gegen einen Teil dieser Antigene eine primäre Immunisierung. Unter diesen Substanzen befinden sich verbrennungsspezifische Antigene, wie z.B. Verbrennungstoxine oder organspezifische Antigene, die eine Autoimmunreaktion gegen nicht geschädigtes Organgewebe auslösen können.

Ähnlich wie nach Hautverbrennungen sind auch nach focalen Thermonekrosen von Leber und Nieren indirekte proliferationskinetische Hinweise für eine Einschränkung der kooperativen Funktion der T-Helferzellen und für eine Aktivierung von T-Suppressorzellen vorhanden.

Der vorzeitige Abbruch der proliferativen Reaktion in der peripheren PALS zwischen dem 2. und 4. Tag als mögliche Folge von inhibitorischen Einflüssen und der deutliche Proliferationsanstieg im Thymuscortex zwischen dem 3. und 5. Tag, der Ausdruck einer verstärkten Ausschüttung von großen corticalen Thymocyten mit Suppressoraktivität (Helpap und Grouls 1978, 1980) ist, fallen zeitlich mit dem tierexperimentell (Miller und Claudy 1979) und klinisch (Baker et al. 1979; Miller und Baker 1979) beobachteten am 4. Tag nach Verbrennung einsetzenden Anstieg der unspezifischen suppressorischen Aktivität in der Milz bzw. im peripheren Blut zusammen. Somit erfolgt nach Thermonekrose die Aktivierung eines unspezifischen Suppressionsmechanismus über die vermehrte Ausschüttung von suppressorischen Zellen aus dem Thymuscortex.

Über die immunologische Grundlage dieses Mechanismus gibt es folgende Hypothese (Greene und Bach 1979).

Eine wirksame spezifische Immunantwort setzt ein ausreichendes "Antigen-Processing" d.h. Verarbeitung des Antigens durch Makrophagen voraus. Erreicht eine große Antigen-Dosis das "zentrale Kompartiment" des Immunsystems, zu dem Thymus und Milz gerechnet werden, wird die Kapazität zum "Antigen-Processing" überschritten. Dies ist z.B. nach hoher intravenöser oder intraperitonealer Antigen-Zufuhr der Fall. Infolgedessen werden direkt regulatorische T-Zellen mit Suppressor-Aktivität stimuliert, die die spezifische Effektor-Zell-Antwort unterdrücken. Dementsprechend kann die reduzierte Immunkompetenz nach Verbrennungen so erklärt werden (Miller 1979).

Durch Verbrennungen werden die Funktionen der polymorphkernigen Leukocyten, des Komplementsystems und der Makrophagen beeinträchtigt, so daß insgesamt die Fähigkeit des Immunsystems zum "Antigen-Processing" eingeschränkt ist. Deshalb führt die antigene Stimulation des Immunsystems bei bzw. nach Verbrennungen besonders leicht zur Aktivierung des Suppressionsmechanismus.

Da bei der Thermoläsion wegen der intraperitonealen Lage des Verbrennungsgebietes eine relativ hohe Antigen-Dosis direkt auf Milz und Thymus einwirkt und zusätzlich eine verbrennungsbedingte Einschränkung des "Antigen-Processing" besteht, erfolgt hier offensichtlich trotz des geringen Ausmaßes des Verbrennungstraumas die Aktivierung von Suppressorzellen. Dieser Mechanismus verhindert möglicherweise auch nach Thermonekrose eine ausgeprägte Immunantwort gegen körpereigene Substanzen, die im Rahmen des Traumas in die Zirkulation und ins Gewebe freigesetzt werden, und eine damit verbundene Schädigung gesunden Gewebes durch Autoimmunreaktionen (Munster 1976).

Die Milzreaktion auf die zweite Thermonekrose zeigt Veränderungen im Sinne einer humoralen und cellulären Sekundärreaktion als Antwort auf die vorausgegangene primäre Immunisierung. Dabei wird der Einfluß unspezifischer Suppressionsmechanismen nach mehrmaliger Thermoläsion in gleicher Weise wirksam wie nach einmaliger Thermocoagulation.

Die vorübergehende gestörte Kooperation zwischen dem Lymphocyten- und Makrophagen-System sowie die offenbar erschwerte enzymatische Aufschlüsselung carbonisierten Materials führen insgesamt zu einer langsamen Resorption des verbrannten Gewebes und verzögern die Wundheilung gegenüber nicht thermonekrotischen Wunden. Die frühzeitige Excision carbonisierten Gewebes im Experiment beschleunigt die Wundheilung. Dies gilt für Haut- und Schleimhäute wie für parenchymatöse Organe.

Klinischer Bezug

Wenngleich Zurückhaltung bei der vorbehaltlosen Übertragung tierexperimenteller Ergebnisse auf den menschlichen Organismus geboten ist, lassen sich jedoch zahlreiche Beispiele dafür angeben, daß die in der Humanchirurgie weitverbreitete Technik der Elektrokauterisation bzw. Elektroresektion zu gleichartigen morphologischen Frühveränderungen führt wie im Tierexperiment. Auch die Spätfolgen — naturgemäß am Humanpräparat nur in Einzelbeobachtungen kontrollierbar — sind sich ähnlich. Diese iatrogen morphologischen Veränderungen unterscheiden sich nicht von den lokalen pathologisch-anatomischen Befunden bei ausgedehnten Hautveränderungen. Die Folgen eines focalen Thermoschadens führen jedoch nicht zum klinischen Bild des Verbrennungsschocks. Die beim Menschen zu beobachtende nachfolgende Verbrennungskrankheit schließt eine Vielzahl von Einzelbefunden ein, die — soweit morphologisch-zellkinetisch erkennbar — auch bei focalen Organverbrennungen auftreten können.

Aus der verbrannten Haut werden sog. Verbrennungstoxine, d.h. Lipid-Protein-Komplexe in die Blutzirkulation abgeben, die gewebsspezifisch und für einen Teil der Allgemeinsymptome nach Verbrennung verantwortlich sind. Gegen diese Lipid-Protein-Komplexe kann der Organismus Antikörper mit protektiver Wirkung bilden. Inwieweit diese Immunreaktion auf die reparative Phase nach Verbrennung einwirkt, ist noch unklar. Von wesentlicher Bedeutung ist jedoch die Herabsetzung der zellgebundenen Immunaktivität mit Reduktion der T-Zellkonzentrationen und begleitender, polyklonaler Vermehrung von Immunglobulinen. Morphologische Einzelbeobachtungen bei ausgedehnten Verbrennungen haben Depletionen von T-Zellarealen vornehmlich in Lymphknoten bestätigt. Die — wenn auch in einem kurzfristigen Zeitraum — verbesserte Toleranz von Hauttransplantaten bei Patienten mit ausgedehnten Hautverbrennungen stützt dieses immunologische Konzept.

Die initialen Veränderungen sind naturgemäß beim schwer Verbrannten überlagert. Die vorgelegte experimentelle Studie zeigt jedoch überraschenderweise eine Reihe von histologisch-zellkinetischen Befunden auf, die die hohe Reaktivität des Immunsystems auch auf kleine focal-iatrogene Verbrennungen, d.h. chirurgische Thermoläsionen erkennen lassen. Die vorübergehende Abschwächung der T-zellgebundenen Immunität mit Entleerung von T-Zellarealen in der Milz und gleichzeitiger Stimulation des Thymus mit darauffolgender fast hyperplastischer Reaktion in der Peripherie entspricht den Vorstellungen der Verbrennungskrankheit. Die Bedeutung sog. Verbrennungstoxine scheint nicht nur auf die Haut beschränkt zu sein. Carbonisiertes und thermonekrotisches Gewebsmaterial in Schleimhäuten und parenchymatösen Organen wie Leber und Nieren führt ebenso wie die Verbrennungswunde an der Haut zu einer langanhaltenden Wundreaktion (verzögerte Wundheilung) mit Komplikationen wie Fistelbildungen und Abscedierungen. Wie an der Haut vermag die nachfolgende Excision des thermocoagulierten Bezirkes den reparativen Vorgang zu beschleunigen. Das feine Netzwerk immunologischer Zwischenreaktionen, insbesondere von Suppressionsmechanismen mit Interaktionen des Lymphocyten- und Makrophagensystems (MPS) ist der hauptsächliche Regulationsfaktor und scheint von gleichartiger Bedeutung sowohl bei ausgedehnten wie focalen Thermoläsionen zu sein.

Das Ziel der vorgelegten Untersuchungen war es, am Biopsiematerial und im Experiment die Folgen focaler Hitzeschäden hinsichtlich der ortsständigen Gewebsreparation und im übergeordneten Immunsystem aufzuzeigen. Die Analyse hat Parallelen zur Pathologie der ausgedehnten Gewebsverbrennung ergeben. Die focalen Thermoschäden werden zwar vom Organismus unter Kontrolle gehalten, sie führen jedoch zu vielfachen nicht oder nur wenig beachteten Störungen der postoperativen Wundheilung, die nicht zuletzt auch ihre Gründe in vorübergehenden Störungen der Immunantwort hat.

Da die moderne Chirurgie mit ihrem komplizierten Einsatzfeld auf Techniken wie Thermo-, Laser- oder Cryochirurgie nicht verzichten kann, sollte angestrebt werden, daß die hierdurch iatrogen verursachten Reaktionen im Organismus klinisch und morphologisch bekannt sind. Sie sollten beim Einsatz der verschiedenen Methoden berücksichtigt werden, um evtl. Störungen im postoperativen Wundheilungsverlauf richtig zu deuten.

V. Zusammenfassung

Die Elektrochirurgie ist in der chirurgischen Praxis zur Routinemethode geworden. Sie wird nicht nur in der großen Organchirurgie eingesetzt, sondern mit ihrer Hilfe werden auch diagnostische Gewebsbiopsien durchgeführt. Der in situ gesetzte Gewebsschaden entspricht einer focalen Gewebsverbrennung, die vor allem durch Carbonisierungen gekennzeichnet ist. Nicht selten treten nach solchen thermochirurgischen Maßnahmen Störungen in der postoperativen Wundheilung auf. Sie werden jedoch in den seltensten Fällen als Folge der iatrogenen Hitzeschädigung gedeutet und sind deshalb auch nicht systematisch untersucht worden.

An menschlichen Gewebsbiopsien, nachreseziertem Gewebe nach primärem thermochirurgischen Eingriff und im Tierexperiment sind daher die morphologischen Folgen und an Milz und Thymus die Reaktion des lymphatisch-immunologischen Systems histologisch und zellkinetisch untersucht worden.

Unmittelbar nach Elektroresektion, Coagulation oder laserchirurgischem Eingriff zeigen die Gewebsproben und das verbliebene Gewebe ausgedehnte Carbonisierungen. Im Wundbett von Haut, Leber, Harnblase oder Prostata entwickeln sich Coagulationsnekrosen, die leukocytär demarkiert und von einem unterschiedlich zellreichen Granulationsgewebe mit Ausbildung von Fremdkörperriesen- aber auch Langhans-Zellen und makrophagocytären und epitheloidzelligen Granulomen durchsetzt werden. Die resorptive Aktivität ist jedoch niedrig, auch der Vernarbungsprozeß setzt im Vergleich zu anderen Wunden sehr spät, z.T. erst nach 10–12 Wochen ein. Vor allem in der Harnblase und in der Prostata sind noch 3 Monate nach einer elektro-transurethralen Gewebsresektion aktive granulomatöse Prozesse nachweisbar. Klinisch lagen chronisch rezidivierende Urocystitiden oder Prostatiden mit Verdacht auf Spezifität und Malignität wegen Organverhärtung vor. In Haut und Schleimhäuten wurden Fisteln, Ulceration, Anastomoseninsuffizienzen und Platzbäuche beobachtet. Tierexperimentell ergaben sich gleichartige morphologische Befunde. Zellanalytisch und zellkinetisch fanden sich 4 und 8 Wochen nach dem Eingriff aktive entzündliche Prozesse mit proliferierenden Fibroblasten und beginnende Vernarbungen.

In den peripheren lymphatischen Geweben kommt es zu einer Lymphocytenverarmung und Abnahme der proliferativen Aktivität (DNA-Synthese) in den abhängigen T-Regionen. Auch im Thymus sinkt die Rate der Zellproliferation kurzfristig ab um dann jedoch stark anzusteigen mit einer entsprechenden Hyperplasie in der Peripherie. Die Reaktion der B-abhängigen Regionen entspricht derjenigen nach operativen Eingriffen und verläuft im Vergleich zu anderen humoral ausgelösten Antworten offenbar ungestört.

Da im Rahmen der Nekrosebeseitigung die Makrophagenaktivität eng mit T-Lymphocyten kooperiert, wird diskutiert, im Vergleich mit anderen immunologischen Reizen, ob die schwierige Beseitigung des carbonisierten Materials nach elektrochirurgischem Eingriff und die damit verbundene schlechte Wundheilung auf diese immunologische Alteration zurückzuführen ist. In diesem Zusammenhang sind auch die Verbrennungstoxine und Suppressionsmechanismen auf das lymphatische System zu berücksichtigen. Für die lokalen klinischen Befunde spielt jedoch die Anwesenheit des verkohlten Gewebes die entscheidende Rolle. Der ganze, langwierige Wundheilungsprozeß kann verkürzt werden durch die sofortige Resektion der carbonisierten Gewebsareale mit nicht elektro-chirurgischen Maßnahmen — ähnlich wie die Beseitigung des Brandschorfes die Reepithelisierung von Hautbrandwunden fördert.

Die lokalen morphologischen Folgen und die Antwort des lymphatischen Systems nach thermochirurgischem Eingriff entsprechen den bekannten Veränderungen nach ausgedehnten Hautverbrennungen. Sie sind jedoch zeitlich begrenzter. Da die Elektro- und Laser-Chirurgie aus der Praxis nicht mehr wegdenkbar sind, sollten bei ihrem Einsatz die morphologischen und immunologischen Folgen bekannt sein, um mitunter langanhaltende Störungen der postoperativen Wundheilung richtig deuten und therapieren zu können. Ziel dieser Untersuchung ist es, auf diese iatrogen verursachten Reaktionen im Organismus hinzuweisen.

VI. Literaturverzeichnis

Ablin RJ, Holder IA (1976) Immunologic sequelae of thermal injury. I. Frequency and relationship of epithelial antibodies to extent of burn. Clin Immunol Immunopathol 5: 195–207

Alexander JW, Moncrief JA (1966) Alterations of the immune response following servere thermal injury. Arch Surg 93:75–83

Alexander JW, Ogle CK, Stinnet JD, Macmillian BG (1978) A sequential, prospective analysis of immunologic abnormalities and infection following severe thermal injury. Ann Surg 188:809–816

Altman LC, Furukawa CT, Klebanoff SJ (1977a) Defective polymorphonuclear leukocyte (PMN) function in thermally injured patients. Clin Res 25:117 A

Altman LC, Furukawa CT, Klebanoff SJ (1977b) Depressed monoclear leukocyte chemotaxis in thermally injured patients. J Immunol 119:199–205

André JA, Schwarz RS, Mitus WJ, Dameshek W (1962) The morphologic responses of the lymphoid system to homografts. I. First and second set responses in normal rabbits. Blood 19:313–333

Arturson G (1975) Der Verbrennungsschock. Triangel 13:105–120

Aschkenasy A (1976) The effects of late thymectomy on the immune-suppressive action of cortisone and testosterone in rats immunized to sheep red blood cells. Acta Haemat 56:212–220

Asko-Seljavaara S (1975) Altered cell proliferation in different organs in burned mice. Scand J Plast Reconstr Suppl 13:1–21

Babyan R, Farthmann E (1977) Laser und Wundheilung. Zbl Chr 102:1247–1250

Bach JF, Duval D, Dardenne M, Salomon JC, Tursz T, Fournier C (1975) The effects of steroids on T cells. Transplant Proc 7:25–30

Baker CC, Miller CL, Trunkey DD, Lim RC (1979) Identity of mononuclear cells which compromise the resistance of trauma patients. J Surg Res 26:478–487

Baker RD (1945) The internal lesions in burns with special reference to the liver and to splenic nodules. An analysis of 96 autopsies. Am J Pathol 21:717–733

Balch HH (1963) Resistance to infection in burned patients. Ann Surg 157:1–19

Ball S, Bachvaroff RJ, Rapaport FT (1978) Effects of multiple repeated small burns upon host resistance to severe thermal injury. Fed Proc 37:622

Bane JW, McCaa RE, McCaa CS, Read VH, Turney WH, Turner MD (1974) The pattern of aldosterone and cortisone blood levels in the thermal burn baptients. J Trauma 14: 605–611

Bard DS, Minton JP, Ketcham AS (1968) Immunologic studies of inbred rats after exposure of normal and neoplastic tissues to laser energy or the electrocautery. Am J Surg 116:807–812

Banerjee SK, Glynn LE (1960) Reactions to homologous and heterologous fibrin implants in experimental animals. Ann NY Acad Sci 86:1064–1074

Batstone GF, Hinks L, Whitefoot R, Bloom S, Laing JE, Alberti KGMM (1976) Hormonal changes after thermal injury. J Endocrinol 68:38–39

Bauer AR, McNeil C, Trentelmann E, Swift SA, Mason JD (1978) The depression of T lymphocytes after trauma. Am J Surg 136:674–680

Baur PS, Parks DH, Larson DL (1977) The healing of burn wounds. Clinics Plast Surg 4: 389–407

Baxter JD, Harris AW (1975) Mechanism of glucocorticoid action: general features, with reference to steroid-mediated immunosuppression. Transplant Proc 7:55–63

Beathard GA, Granholm NA, Sakai HA, Ritzmann SE (1974) Ultrastructural alterations in peripheral blood lymphocyte profiles following acute thermal burns. Clin Immunol Immunopathol 2:488–500

Benner R, van Dongen JJM, van Dudenaren A (1978) Corticosteroids and the humoral immune response of mice. I. Differential effect of corticosteroids upon antibody formation to sheep red blood cells in spleen and bone marrow. Cell Immunol 41:52–61

Bjornson AB, Alexander JW (1974) Alterations of serum opsonins in patients with severe thermal injury. J Lab Clin Med 83:372–382

Bjornson AB, Altemeier WA, Bjornson HS (1977) Changes in humoral components of host defense following burn trauma. Ann Surg 186:88–96

Bleiberg J, Sohar E (1975) The effect of heat treatment on the damage and recovery of the protein synthesis mechanism of human kidney cell line. Virchows Arch B Cell Path 17: 269–278

Blomgren H, Svedmyr E (1971) In vitro stimulation of mouse thymus cells by PHA and allogenic cells. Cell Immunol 2:285–299

Bodic LLE, Bodic MFLE, Sudry P, Lemort J, Joubert B (1979) Etude des effects hemostatiques du laser a argon sur la paroi gastrique du chien. I. Etude preliminaire. effects du laser sur la paroi gastrique normale. Ann Anath Path Paris 24:15–28

Böhland W, Sauer D (1978) Einfluß der Infektion auf das Immunsystem bei Verbrennungsdefekten im Tierversuch. Z Exp Chir 11:32–36

Breitwieser P, Herbrich H, Kraushaar J, Nöske HD, Zimmermann HD (1972) Anwendung elektromagnetischer Strahlungsenergie in der experimentellen Chirurgie: 1: mit dem Lichtstrahlgerät, 2, mit dem CO_2-Gaslaser. Jahreskongr Ges Biomedizin Technik, Stuttgart 14–17.5. 1972

Breitwieser P, Herbrich H, Nöske HD, Zimmermann HD, Kraushaar J, Temme H (1973) CO_2-Laser als Operationsinstrument in der experimentellen Urologie. Biomed Technik 18:6–13

Bürki H, Luscieti P, Pedrinis E, Schädeli J, Hess MW, Cottier H (1974) Milz und Antikörperbildung. Schweiz Med Wschr 104:1351–1360

Cantor H, Gershon RK (1979) Immunological circuits: cellular composition. Fed Proc 38: 2058–2064

Congdon CC (1962) Effect of injection of foreign bone marrow on the lymphatic tissues of normal mice. J Nat Cancer Inst 28:305–329

Congdon CC (1964) The early histologic effects of antigenic stimulation. Arch Path 78: 83–96

Congdon CC, Makinodan T (1961) Splenic white pulp alteration after antigen injection: relation to time of serum antibody production. Am J Path 39:697–709

Constantian MB (1978) Association of sepsis with an immuno-suppressive polypeptide in the serum of burn patients. Ann Surg 188:209–215

Constantian MB (1979) Impaired reactivity of burn patient lymphocytes to phytohemagglutinin in autologous serum: failure to improve responsiveness by washing in vitro. J Surg Res 27:84–92

Constantian MB, Menzoian JO, Nimberg RB, Schmid K, Mannick JA (1977) Association of a circulating immunosuppressive polypeptide with operative and accidental trauma. Ann Surg 185:73–79

Converse JM, Rapaport FT, Ball SK, Nemirowsky M, Bachvaroff R (1971) Reticuloendothelial system function in serve thermal injury. Surg Forum 22:493–495

Cooper AJ, Irvine JM, Turnball AR (1974) Depression of immunological responses due to surgery. Immunology 27:393–399

Cottier H (1980) Folgen einer lokalen Hyperthermie, insbesondere von Verbrennungen. In: Cottier H (ed) Pathogenese. Ein Handbuch für die ärztliche Fortbildung. Springer, Berlin Heidelberg New York p 1414–1417

Cottier H, Hess MW, Roos B, Sordat B (1970) Die zellulären Grundlagen der immunbiologischen Reizbeantwortung. Verh Dtsch Ges Path 54:1–27

Crile G, Turnball BR (1972) The role of electrocoagulation in the treatment of carcinoma of the rectum. Surg Gynecol Obstet 135:391–396

Cueni LB, Allgöwer M, Schoenenberger GA (1971) Isolierung und physikalisch-chemische Charakterisierung eines Verbrennungstoxines aus der Mäusehaut. Z Ges Exp Med 156: 110–128

Cuppage FE, Leape LL, Tate A (1973) Morphologic changes in rhesus monkey skin after acute burn. Arch Path 95:402–406

Daniels JC, Cobb EK, Lynch JB, Lewis SR, Larson DL, Ritzmann SE (1970) Altered nucleic acid synthesis in lymhocytes from patients with thermal burns. Surg Gynecol Obstet 130:783–788

Daniels JC, Larson DL, Abston S, Ritzmann SE (1974) Serum protein profiles in thermal burns. I. Serum electrophoretic patterns, immunoglobulins, and transport proteins. J Trauma 14:137–152

Daniels JC, Sakai H, Ritzmann SE (1975) Lymphoid response of the burn patient. South Med 68:865–870

Davies AJS, Leuchars E, Wallis V, Koller PC (1966) The mitotic response of thymus-derived cells to antigenic stimulus. Transplantation 4:438–451

Davies AJS, Carter RL, Leuchars E, Wallis V, Koller PC (1969a) The morphology of immune reactions in normal, thymectomized and reconstituted mice. I. The response to sheep erythrocytes. Immunology 16:57–69

Davies AJS, Carter RL, Leuchars E, Wallis V (1969b) The morphology of immune reactions in normal, thymectomized and reconsituted mice. II. The response to oxazolone. Immunology 17:111–126

Durkin HG, Thorbecke GJ (1973) Homing of B-lymphocytes to follicles: specific retention of immunologically committed cells. Adv Exp Med Biol 29:63–70

Durkin HG, Carboni JM, Waksman BH (1978) Antigen-induced increase in migration of large cortical thymocytes (regulatory cells?) to the marginal zone and red pulp of the spleen. J Immuhol 121:1075–1081

Eardley DD, Sercarz EE (1977) Recall of specific suppression: co-dominace of suppression after primary or secondary antigen stimulation. J Immunol 118: 1306–1310

Ebert LY, Dolgushin II (1976) Assessment of functional condition of B-lymphocytes in thermal burns. Patol Fiziol Eksp Ter 2:72–74

Ebert LY, Dolgushin II (1977) Dynamics of T- and B-lymphocytes in the lymphoid organs in experimental thermal trauma. Zh Mikrobiol Epidemiol Immunobiol 54:107–110

Eckert H, Kaden J (1976) Morphological and enzyme-histochemical changes of the mouse thymus after hydrocortisone. Acta Histochem 55:270–285

Engelhardt M (1977) Dissociation between cortisol-induced pycnosis and inhibition of ^{3}H urine incorporation in rat thymocytes. Molec Cell Endocrinol 8:243–257

Ehlers PN (1959) Die Wundheilung an der Leber nach elektrisch gesetzter Verletzung. Experimentelle Untersuchungen an der Ratte. Arch Klin Chir 291:399–431

Engelhardt GH, Struck H (1972) Antikörperbildung bei Verbrennungen. Res Ex Med 157: 186–188

Eurenius K, Mortensen RF (1971) The phytohemagglutinin (PHA) response in the thermally injured rat. Int Arch Allergy 40:707–718

Ewijk W van, Rozing J, Brons NHC, Klepper D (1977) Cellular events during the primary immune response in the spleen. A fluorescence- light- and electronmicroscopic study in germfree mice. Cell Tissue Res 183:471–489

Ewijk W van, Van der Kwast TH (1980) Migration of B lymphocytes in lymphoid organs of lethally irradiated, thymocyte-reconstituted mice. Cell Tissue Res 212:497–508

Farrel MF, Day NK, Tsakraklides V, Good RA, Day SB (1973) Study of lymphocyte depletion and serum complement perturbations following acute burn trauma. Surgery 73:697–705

Fauci AS (1975) Corticosteroids and circulating lymphocytes. Transplant Proc 7:37–40

Fikrig SM, Karl SC, Suntharalingam K (1977) Neutrophil chemotaxis in patients with burns. Ann Surg 186:746–748

Finger H (1970) Immunologisch kompetente Milzzellen nach primärer und senkundärer antigener Stimulation unter dem Einfluß von adjuvanten und immunsuppressiven Stoffen. In: Lennert K, Harms D (Hrsg) Die Milz. Springer, Berlin Heidelberg New York, pp 166–173

Fliedner TM, Kesse M, Cronkite EP, Robertson JS (1964) Cell proliferation in germinal centers of the rat spleen. An NY Acad Sci 113:578–594

Folch H, Waksman BH (1974) The splenic suppressor cell. I. Activity of thymus-dependent adherent cells: changes with age and stress. J Immunol 113:127–139

Ford WL (1972) The recruitment of recirculating lymphocytes in antigenically stimulated spleen. Specific and non-specific consequences of initiating a secondary antibody response. Clin Exp Immunol 12:243–254

Ford WL (1975) Lymphocyte migration and immune responses. Progr Alergy 19:1–59

Ford WL, Gowans JL (1969) The traffic of lymphocytes. Sem Hemat 6:67–83

Fried DA, Munster AM (1975) Does immunosuppression by thermal injury depend on the continued presence of the burn wound? J Trauma 15:483–485

Frühmorgen P, Reidenbach HD, Bodem F, Kaduk B, Demling L (1974) Experimental examinations on laser endoscopy. Endoscopy 6:116–122

Fujieda K, Hiroshige T (1978) Changes in rat hypothalamic content of corticotrophin-releasing factor (CRF) activity, plasma ACTH and corticosterone under stress and the effect of cycloheximide A. Endocrinol 98:10–19

Gad P, Clark SL (1968) Involution and regeneration of the thymus in mice, induced by bacterial endotoxin and studied by quantitative histology and electron microscopy. Am J Anat 122:573–606

Gelfand DW, Goldman AS, Law EJ, Macmillan BG, Larson D, Abston S, Schreiber JT (1972) Thymic hyperplasia in children recovering from thermal burns. J Trauma 12:813–817

Gershon RK (1976) The role of the T cell in immune response. Adv Exp Med Biol 738:3–13

Gershon RK, Lance EM, Kondo K (1974) Immuno-regulatory role of spleen localizing thymocytes. J Immunol 112:546–554

Goldschneider I (1975) Antigenic relationship between medullary thymocytes and a subpopulation of peripheral T cells in the rat: description of a masked antigen. Cell Immunol 16:269–284

Greene MI, Bach BA (1979) Hypothesis: The physiological regulation of immunity: differential regulatory contributions of peripheral and central lymphom compartments. Cell Immunol 45:446–451

Griss P, Heilmann K, Wegener K, Ditzen K (1970) Zur Topik der Thymozytenproliferation nach akzidenteller Involution. Verh dtsch Ges Path 54:253–257

Grotelüschen B, Rauner P, Bodecker V, Sepold G (1974) Morphologische Befunde bei Schnittversuchen an der Rattenleber mittels Neodym-Laser. Biomed Techn 19:75–78

Grouls V, Helpap B (1978) DNA-synthesis in the rat thymus after focal thermolesions on abdominal organs. Res Exp Med 173:229–237

Grzybowski J, Kubica J (1978) Chemical and antigenic characterization of an easily split off fraction of "Rosenthal's toxin" isolated from in vitro scaled human skin. Mater Med Pol 10:24–28

Haferkamp O, Wegner H, Schäfer H, Henriquez M, Finger G, Martinez F, Yoshida M (1963) Experimentelle Untersuchungen zur pathogenen Bedeutung von spezifischen Iso- und Auto-Antikörpern nach Verbrennung. Virchows Arch Path Anat 337:65–87

Haferkamp O, Schäfer H, Asamer H, Finger G, Wegner H (1965) Experimentelle Untersuchungen über eine Allergie vom verzögerten Typ nach Verbrennung und ihre homologe Übertragung. Virchows Arch Path Anat 338:261–276

Hakim AA (1973) Thermal injury: release of a cytotoxic factor. Experientia 29:865–867

Hakim AA (1977) An immunosuppressive factor from serum of thermally traumatized patients. J Trauma 17:908–919

Hall RP, Hill DW, Beach AD (1971) A carbon dioxide surgical laser. Ann Roy Coll Surg Engl 48:181–188

Ham KN, Hurley JV (1968) An electron-microscope study of the vascular response to mild thermal injury in the rat. J Path Bact 95:175–183

Hanna MG JR (1964) An autoradiographic study of the germinal center in spleen white-pulp during early intervals of the immune response. Lab Invest 13:95–104

Hanna MG JR, Congdon CC, Wust JC (1966) Effect of antigen dose on lymphatic tissue germinal center. Proc Soc Exp Biol Med 121:286–291

Helpap B, Yamashita K, Grouls V, Kasprzyk R (1974) Zur zellulären Reaktion der Mäusemilz nach traumatischer Schädigung der Leber. Virchows Arch B Cell Path 15:237–250

Helpap B, Grouls V, Yamashita K (1975a) Zum zellulären Verhalten der Rattenmilz nach großem Parenchymverlust der Leber. Beitr Path 156:16–31

Helpap B, Grouls V, Yamashita K (1975b) Histological and autoradiographical findings in the immunologically stimulated spleen. Virchows Arch B Cell Path 19:269–279

Helpap B, Cremer H (1970) Proliferationsvergänge an der traumatisch geschädigten Leber. Virchows Arch B Zellpath 6:365–366

Helpap B (1973) Pathologisch-anatomische Folgen der Leberkeilexcision. Dtsch Med Wschr 98:81–85

Helpap B, Breining H, Minderjahn A, Lymberopoulos S (1974) Die Wundheilung nach Kryonekrose an der Niere. Autoradiographische Untersuchungen mit 3H-Thymidin an Ratten. Virchows Arch A Path Anat 363:123–133

Helpap B, Grouls V (1981) The cellular reaction of the kidney after different physical injuries. Urol Res 9:115–121

Helpap B, Grouls V, Yamashita K, Breining H (1976) The proliferative response of the spleen in cryosurgery. Cryobiology 13:54–60

Helpap B, Grouls V, Johaentges F (1977a) The wound healing of the liver after thermonecrosis. Autoradiographical investigations with 3H-thymidine on rats. Res Exp Med 171:1–12

Helpap B, Rodenbusch U, Grouls V (1977b) Die Niere nach Thermonekrose. Zellkinetische Untersuchungen an Ratten. Virchows Arch A Path Anat 375:319–329

Helpap B, Dachselt U (1978) The pattern of lymphocytes in the thymus and spleen after labelling with ^{3}H-thymidine and ^{3}H-deoxycytidine. Virchows Arch B Cell Path 28: 287–299

Helpap B, Grouls V (1979) Tissue reparation of the liver after thermo- and crycosurgical lesions: comparative cell analytical investigation. Cryobiology 16:473–480

Helpap B, Grouls V, Lange O, Breining H, Lymberopoulos S (1979) Morphologic and cell kinetic investigations of the spleen after repeated in situ freezing of liver and kidney. Path Res Pract 164:167–177

Helpap B, Grouls V (1980) Cell kinetic investigations of the thymus after different tissue lesions in parenchymal organs. Virchows Arch B Cell Path 34:277–289

Helpap B (1980) Der kryochirurgische Eingriff und seine Folgen. Morphologische und zellkinetische Analyse. In: Doerr W, Leonhart H (Hrsg) Normale und Pathologische Anatomie, Bd 40. Thieme, Stuttgart New York, S 1–86

Helpap B, Kaiser R (1981) The cellular response of T and B dependent areas of the spleen after focal thermocoagulation of liver and kidney. Virchows Arch B Cell Path 36: 291–302

Henriques FC, Moritz AR (1947) Studies of thermal injury. I The conduction of heat to and through the skin and the temperatures attained therein. A theoretical and experimental investigation. Amer J Path 23:531–549

Hiesche KD, Revesz L (1979) Effect of cortisone and X-irradiation on cellular depletion and regeneration in the thymus of mice: experimental discrimination between thymus lymphocyte precursors in the bone marrow and in the thymus. Path Pract 164:157–166

Howard RJ, Simmons RL (1974) Acquired immunologic deficiencies after trauma and surgical procedures. Surg Gynecol Obstet 139:771–782

Hudack S, McMaster PD (1932) The gradient of permeability of the skin vessels as influenced by heat, cold and light. J Exp Med 55:431–439

Humphrey LJ, Wingard DW, Lang R (1969) The effect of surgery and anaethesia on the immunologic responsiveness of the rat. Surgery 65:946–951

Hutchinson R, Patel R, MacArthur J (1971) Rheumatoid, antinuclear and antileukocytotoxic factors in patients with burns. Am J Surg 122:520–523

Ishizawa S, Sakai H, Sarles HE, Larson DL, Daniels JC (1978) Effect of thymosin on T-lymphocyte functions in patients with acute thermal burns. J Trauma 18:48–52

Jubert AV, Lee ET, Hersh EM, McBride CM (1973) Effects of surgery, anesthesia and intraoperative blood loss on immunocompetence. J Surg Res 15:399–403

Kano K, Milgrom F, Witebsky E, Rapaport FT (1966) Immunologic studies in thermal injury: hemagglutinating factor in the lymph of burned rats. Proc Soc Exp Biol Med 123:930–935

Kano K, Milgrom F, Rapaport FT (1967) Immunologic studies in thermal injury: heterophile antibodies. Proc Soc Exp Biol Med 125:142–145

Kaplan JE, Saba TM (1976) Humoral deficiency and reticuloendothelial depression after traumatic shock. Am J Physiol 230:7–14

Kapp JA, Pierce CW, Theze J, Benacerraf B (1978) Modulation of immune responses by suppressor T cells. Fed Proc 37:2361–2364

Kinnaert P, Mahiew A, van Geertruyden N (1978) Stimulation of antibody synthesis induced by surgical trauma in rats. Clin Exp Immunol 32:243–252

Koch H, Pesch HJ, Bauerle H, Frühmorgen P, Rösch W, Classen M (1973) Erste experimentelle Untersuchungen und klinische Erfahrungen zur Elektrokoagulation blutender Läsionen im oberen Gastrointestinaltrakt. In: Ottenjann (Hrsg) Fortschritte der Endoskopie, Bd 4. Schattauer, Stuttgart New York, S 69–70

Köhnlein HE, Hausmann P, Seitz HD, Daguhn D (1977) Experimentelle Untersuchungen über die Wirkung von Inzisionen mit dem elektrischen Messer auf die Wundheilung. Z Exper Chirurg 10:114–119

Kojima M, Takahashi K (1971) Pathological study on the changes of lymphatic tissues in shock with special reference to secondary nodule lesions. Acta Path Jap 21:387–403

Koryakina IK, Zaets TL, Nikulin VI (1974) Nature of the toxicity of the serum and organs of rats after thermal burns. Biull Exp Biol Med 76:1396–1397

Langevoort HL (1963) The histophysiology of the antibody response. I. Histogenesis of the plasma cell reaction in rabbit spleen. Lab Invest 12:106–118

Larbig J, Göltner E, Bässler R (1975) Temperaturmessungen und histologische Tubenbefunde. Geburtsh Frauenheilkd 35:190–193

Lee YN, Marshall GJ, Jalaba J (1978) Effect of operation on B and T lymphocyte counts. J Surg Oncol 10:289–297

Leguit P JR, Meinesz A, Zeijlemaker WP, Schellekens PTA, Eijsvoogel VP (1973a) Immunological studies in burn patients. I. Lymphocyte transformation in vitro. Int Arch Allergy 44:101–121

Leguit P JR, Reerink-Brongers E, Eijsvoogel VP (1973b) Immunological studies in burn patients. II. Humoral immune response. Int Arch Alelrgy 44:706–716

Leguit P JR, Feltkamp TEW, van Rossum AL, van Loghem E, Eijsvoogel VP (1973c) Immunological studies in burn patients. III. Autoimmune phenomena. Int Arch Allergy 45:392–404

Li AKC, Ehrlich HP, Treestadt RL, Koroly MJ, Schattenkerk ME, Malta RA (1980) Differences in healing of skin wounds caused by burn and freeze injuries. Ann Surg 191: 244–248

Link WJ, Incropera FP, Glover JL (1976) A plasma scalpel. Comparison of tissue damage and wound healing with electrosurgical and steel scalpels. Arch Surg 111:392–397

Link M, Knak J, Moldenhauer M (1981) Die Bedeutung der Elektrokonisation in der Diagnostik und Therapie der Vor- und Frühformen des Zervixkazinoms. Zbl Gynäkol 103:238–244

Linna TJ, Cohen EP (1973) Increased frequency of thymus-derived cells in the spleens of sheep erythrocyte-stimulated mice. Immun Communic 2:535–546

Loose LD, Turinsky J (1979) Macrophage dysfunction after burn injury. Infect Immun 26: 157–162

Lounsberry W, Goldschmidt V, Linke CA, Walder HJ, Chrzan D (1961) The early histologic changes following electrocoaglation. J Urol 86:321–329

Lumb JR (1979) Perspectives on the in vivo location of cellular interactions in the humoral immune response. Ann Rev Microbiol 33:439–457

Mahler D, Batchelor JR (1971) Phytohaemagglutinin transformation of lymphocytes in burned patients. Transplanation 12:409–411

Mani MM, Volenec FJ, Humphrey LJ, Robinson DW (1976) Lymphocyte subpopulation alterations in thermal injury and acute infection. Surg Forum 27:560–563

Markley K (1979) Burned patients and immunoregulation. J Trauma 19 Suppl 11:891–892

Markley K, Bocanegra M, Ego-Aguirre E, Chiappori M, Morales G (1960) Adrenocortical function after major surgical operations and thermal trauma in man. Surgery 47:389–398

Markley K, Smallmann E, Evans G (1967) Antibody production in mice after thermal and tourniquet trauma. Surgery 61:896–903

Markley K, Smallmann ET (1977) Effect of thermal trauma on numbers and function of T and B cells from mouse spleen. Int Arch Allergy 54:238–246

Markley K, Smallman ET, La John LA (1977) The effect of thermal trauma in mice on cytotoxicity of lymphocytes. Proc Soc Exp Biol Med 154:72–77

Matter P, Chambler K, Bailey B, Lewis SR, Blocker TG JR, Blocker V (1963) Experimental studies with reference to antigen-antibody phenomena follwoing severe extensive burns. Ann Surg 157:725–736

McCabe WP, Rebuck JW, Kelly AP JR, Ditmars DM JR (1973) Leukocytic response as a monitor of immunodepression in burn patients. Arch Surg 106:155–159

Mellbye OJ (1970) Spleen and immunity. In: Lennert K, Harms D (Hrsg) Die Milz. Springer, Berlin Heidelberg New York, S 139–144

Micheels J, Degiovanni G, Castermans A (1978) Effect of various types of anesthesia, combined with surgery, on cell mediated immunity. A Anaesth Belgica 29:151–163

Miller CL (1979) Burns and the immune network. J Trauma 19 Suppl 11:880–883

Miller CL, Trunkey DD (1977) Thermal injury: defects in immune response induction. J Surg Res 22:621–625

Miller CL, Baker CC (1979) Changes in lymphocyte activity after thermal injury. The role of Suppressor cells. J Clin Invest 63:202–210

Miller CL, Claudy BJ (1979) Suppressor T-cell activity induced as a result of thermal injury. Cell Immunol 44:201–208

Miller JFAP (1975) T-cell regulation of immune resonsiveness. Ann NY Acad Sci 249:9–26

Miller JFAP (1976) Cell interactions in immune responses: role of T-lymphocytes. Adv Exp Med Biol 66:247–252

Mitchell J (1972) Antigens in immunity. XVII. The migration of antigen-binding, bone marrow-derived and thymus-derived spleen cells in mice. Immunology 22:231–245

Mitchell J (1973) Differential traffic patterns of T and B lymphocytes in relation to germinal centre development. Adv Exp Med Biol 29:49–53

Monjan AA, Collector MI (1977) Stress-induced modulation of the immune response. Science 196:307–308

Monsaingeon A, Molimard R (1976) Wound healing. Comparison of healing rates of burn wounds and of excisional wounds. European Surgical Research 8:337–343

Moritz AR (1947) Studies of thermal injury. III. The pathology and pathogenesis of cutaneous burns. An experimental study. Amer J Path 23:915–941

Moritz AR, Henriques JR FC (1947) Studies of thermal injury. II. The relative importance of time and surface temperature in the causation of cutaneous burns. Am J Path 23:695–720

Mortensen RF, Eurenius K (1972) Enhanced hemolytic antibody response following thermal injury. Int Arch Allergy 43:321–326

Müller E, Müntener M (1979) Short time observations of morphological changes and cholinesterase distribution im lymphatic organs of the mouse after corticosteroid and X-ray treatment. Histochemistry 60:169–180

Munster AM (1970) Alterations of the host defense mechanism in burns. Surg Clin North Am 50:1217–1225

Munster AM (1976) Post-traumatic immunosuppression is due to activation of suppressor T cells. Lancet 1:1329–1330

Munster AM, Eurenius K, Mortensen RF, Mason AD JR (1972) Ability of splenic lymphocytes from injured rats to induce a graft-versus-host reaction. Transplantation 14:106–108

Munster AM, Gressit SE (1973) T-lymphocyte function following burns: dependence of response on antigenic disparity and size of injury. Proc Soc Exp Biol Med 143:106−108

Munster AM, Eurenius K, Katz RM, Canales L, Foley FD, Mortensen RF (1973) Cell-mediated immunity after thermal injury. Ann Surg 177:139−143

Munster AM, Gale GR, Hunt HH (1977) Accelerated tumor growth following ecperimental burns. J Trauma 17:373−375

Neel HB, Ritts RE JR (1979) Immunotherapeutic effect of tumor necrosis after cryo-surgery, electrocoagulation, and ligation. J Surg Oncol 11:45−52

Neilan BA, Taddeini L, Strate RG (1977) T lymphocyte rosette formation after major burns. JAMA 238:493−496

Neprina GS, Zherbin EA (1977) Stimulating action of thermal burn on the formation of immune rosette-forming cells in the spleen of mice. Patol Fiziol Eksp Ter 6:15−18

Nieuwenhuis P (1973) Germinal centers: A microenvironment for the production of anti-body forming cell precursors. Adv Exp Med Biol 29:95−100

Nieuwenhuis P, Keuning FJ (1974) Germinal centres and the origin of the B-cell system. II. Germinal centres in the rabbit spleen and popliteal lymph nodes. Immunology 26: 509−519

Nieuwenhuis P, Ford WL (1976) Comparative migration of B- and T-lymphocytes in the rat spleen and lymp nodes. Cell Immunol 23:254−267

Ninnemann JL, Fischer JC, Frank HA (1978) Prolonged survival of human skin allografts following thermal injury. Transplantation 25:69−72

Ninnemann JL, Fischer JC, Wachtel TL (1979) Thermal injury-associated immunosuppression: occurrence and in vitro blocking effect of post recovery serum. J Immunology 122:1736−1741

Nossal GJV (1975) Kinetics of antibody formation and regulatory aspects of immunity. Acta Endocrinol Suppl 194:96−116

Nossal GJV, Austin CM, Pye J, Mitchell J (1966) Antigens in immunity. XII. Antigen trapping in the spleen. Int Arch Allergy 29:268−383

Nossal GJV, Abbot A, Mitchell J, Lummus Z (1968) Antigens in immunity. XV. Ultra-structural features of antigen capture in primary and secondary lymphoid follicles. J Exp Med 127:277−290

Opstelten D, Stikker R, van der Heijden D, Nieuwenhuis P (1980) Germinal centres and the B cell system. IV. Functional characteristics of rabbit appendix germinal centre (-de-rived) cells. Virchows Arch B Cell Path 34:53−62

Pau H (1981) persönliche Mitteilung

Paz RA, Spector WG (1962) The mononuclear-cell response to injury. J Path Bact 84:85−103

Pelc SR, Harris G, Caldwell I (1972) The relationsship between antibody formation and deoxyribonucleic acid (DNA) synthesis in mouse spleen during primary and secondary response to sheep erythrocytes (SRC). Immunology 23:183−197

Pelc SR, Harris G (1973) Changes in DNA synthesis during immunization im mouse spleen as shown by autoradiographs with long exposure times. Adv Exp Med Biol 29:683−691

Pettersen JC, Borgen DF, Graupner KC (1967) A morphological and histochemical study of the primary and secondary immune responses in the rat spleen. Am J Anat 121: 305−318

Pierce CW, Tadakuma T, Kapp JA (1979) Role of nonspecific and specific suppressor factors in immunity. Ann NY Acad Sci 332:336−344

Poswillo DE (1971) A comparative study of the effects of electrosurgery and cryosurgery in the management of benign oral lesions. Brit J Oral Surg 9:1−7

Price WR, Wood MD, Childers D (1969) Presence of leukocytic antibodies in major thermal burns. Am J Surg 118:871−873

Pushin RW La, de Harven HE (1971) A study gluco-corticosteroid-induced pyknosis in the thymus and lymph node of the adrenalectomized rat. J Cell Biol 50:583−597

Quismorio FP, Bland SL, Friou GJ (1971) Autoimmunity in thermal injury: occurrence of rheumatoid factors, antinuclear antibodies and antiepithelial antibodies. Clin Exp Immunol 8:701−711

Raff MC (1973) T and B lymphocytes and immune responses. Nature 242:19–23

Rapaport FT, Converse JM, Horn L, Ballantyne DL, Mulholland JH (1964) Altered reactivity to skin homografts in severe thermal injury. Ann Surg 159:390–395

Rapaport FT, Milgrom F, Kano K, Gesner B, Solowey AC, Casson P, Silverman HI, Converse JM (1968) Immunologic sequelae of thermal injury. Ann NY Acad Sci 150:1004–1008

Rapaport FT, Sampath A, Kano K, McCluskey RT, Milgrom F (1969) Immunological effects of thermal injury. I. Inhibition of spermatogenesis in guinea pigs. J Exp Med 130:1411–1425

Rapaport FT, Bachvaroff RJ (1976) Kinetics of humoral responsiveness in severe thermal injury. Ann Surg 184:51–59

Rehn J (1961) Entgiftung der sogenannten Verbrennungstoxine. Unfallheilkunde 71:38

Rehn J, Koslowski L (1960) Praktikum der Verbrennungskrankheit. Enke, Stuttgart

Resch K (1977) Das Immunsystem. Internist 18:233–247

Rittenbuyg MS (1970) The response of the reticuloendothelial system to thermal injury. Surg Clin North Am 50:1227–1234

Rodak L (1976) A histoautoradiographic study of the localization of antigen and specific antibodies in the rabbit spleen. I. Comparison of the primary and secondary immune response. Z Immun Forsch 151:46–60

Rooijen N van (1972) Antigens in the spleen. The non specifity of the follicles in the process of antigen trapping and the role of antibody. Immunology 22:757–765

Rooijen N van (1973) Mechanism of follicular antigen trapping. Migration of antigen-antibody complexes from marginal zone towards follicle centres. Immunology 25:847–852

Rooijen N van (1975) Immune complexes in the spleen. Replacement of immune complexes trapped in spleen follicles by new immune complexes from the circulation. Int Arch Allergy 49:754–762

Rooijen N van (1977) Immune complexes in the spleen: three concentric follicular areas of immune complex trapping, their interrelationships and possible function. J Reticuloendothel Soc 21:143–151

Rosenthal SR (1959) Substances released from the skin following thermal injury. Surgery 46:932–947

Rowley DA, Gowans JL, Atkins RC, Ford WL, Smith ME (1972) The specific selection of recirculating lymphocytes by antigen in normal and preimmunized rats. J Exp Med 136:499–513

Saba TM (1970) Opsonin depletion after surgery. Nature 228:781–783

Saba TM (1979) Reversing multiple organ failure. J Trauma 19 Suppl 11:883–886

Saba TM, Di Luzio NR (1969) Surgical stress and reticuloendothelial function. Surgery 65:802–807

Saba TM, Scovill WA (1975) Effect of surgical trauma on host defense. Surg Ann 7:71

Sakai H, Daniels JC, Lewis SR, Lynch JB, Larson DL, Ritzmann SE (1972) Reversible alterations of nucleic acid synthesis in lymphocytes after thermal burns. J Reticuloendothel Soc 11:19–28

Sakai H, Daniels JC, Beathard GA, Lewis SR, Lynch JB, Ritzmann SE (1974) Mixed lymphocyte culture reaction in patients with acute thermal burns. J Trauma 14:53–57

Sargent AU, Myers J, Richter M (1966) The immune response to circulating autologous hepatocellular antigens. J Immunol 96:268–272

Schildt BE (1976) The present view of RES and shock. Adv Exp Med Biol 73A:375–387

Schoenenberger GA (1975) Burn toxins isolated from mouse and human skin. Their characterization and immunotherapy effects. Monogr Allergy 9:72–139

Schoenenberger GA, Burkhardt F, Kalberer F, Müller W, Städtler K, Vogt P, Allgöwer M (1975) Experimental evidence for a significant impairment of host defense for gram-negative organisms by a specific cutaneous toxin produced by severe burn injuries. Surg Gynecol Obstet 141:555–561

Scollay R, Kochen M, Butcher E, Weissman I (1978) Lyt markers on thymus cell migrants. Nature 276:79–80

Seemen H von (1956) Die praktische Bedeutung der Elektrochirurgie. Arch Klin Chir 284: 536—553

Semm K (1965) Die gezielte und dosierbare Wärmekoagulation der gutartigen Portioveränderung. Geburtsh Frauenheilkd 25:795—802

Sinclair NRSC (1978) Immunoregulation by antibody and antigen-antibody complexes. Transplant Proc 10:349—353

Slade MS, Simmons RL, Yunis E, Greenberg W (1975) Immunodepression after major surgery in normal patients. Surgery 78:363—372

Sowislo W, Drüen B, Lunkenheimer PP, Freytag G, Dittrich H (1979) Vergleichende Beobachtungen zur Wundheilung nach Laser-, Skalpell- und Thermokauterschnitt. Zbl Chir 104:38—49

Sozio RB, Riley EJ, Shklar G (1976) A controlled study of electrosurgical currents and wound healing. Oral Surg 41:709—717

Spector WG (1969) The granulomatous inflammatory exsudate. Int Rev Exp Path 8:1—55

Sousa de MAB (1971) Kinetics of distribution of thymus and marrow cells in the peripheral lymphoid organs of the mouse: ecotaxis. Clin Exp Immunol 9:371—386

Stadelmann O, Raschke E, Müller R, Löffler A, Miederer SE (1973) Endoskopische Elektroresektion und Elektrokoagulation — Voruntersuchungen und erste klinische Erfahrungen. In: Ottenjann R (Hrsg) Fortschritte der Endoskopie, Bd 4. Schattauer, Stuttgart New York, S. 63—65

Städler K, Allgöwer M, Cueni LB, Schoenenberger GA (1972) Immuntherapeutische Untersuchungen mit Verbrennungstoxin am Modell der Maus. Res Exp Med 158:34—42

Strauss AA, Appel M, Shapir O (1962) Electrocoagulation of malignant tumors. Am J Surg 104:37—45

Strober S, Dilley J (1973) Biological characteristics of T and B memory lymphocytes in the rat. J Exp Med 137:1275—1292

Stutman O (1975) Humoral thymic factors influencing posttymic cells. Ann NY Acad Sci 249:89—105

Stutman O (1977) Two main features of T-cell development: thymus traffic and post-thymic maturation. Contempt Top Immunobiol 7:1—46

Thorbecke G, Lerman SP (1976) Germinal centers and their role in immune response. Adv Exp Med Biol 73A:83—100

Tipton WW JR, Garrick JG, Riggins RS (1975) Healing of electrosurgical and scalpel wounds in rabbits. J Bone Joint Surg 57A:377—279

Veerman AJP (1974) On the interdigitating cells in the thymus-dependent area of the rat spleen: a relation between the mononuclear phagocyte system and T-lymphocytes. Cell Tissue Res 148:247—257

Veerman AJP, van Ewijk W (1975) White pulp compartments in the spleen of rats and mice. A light and electron microscopic study of lymphoid and non-lymphoid cell types in T- and B-areas. Cell Tiss Res 156:417—441

Veerman AJP, van Rooijen N (1975) Lymphocyte capping and lymphocyte migration as associated events in the in vivo antigen trapping process. An electron-microscopic autoradiographic study in the spleen of mice. Cell Tiss Res 161:211—217

Veerman AJP, de Vries H (1976) T- and B-areas in immune reactions. Volume changes in T an B cell compartments of the rat spleen following intravenous administration of a thymus-dependent (SRBC) and a thymus-independent (paratyphoid vaccin-endotoxin) antigen. A histometric study. Z Immun Forsch 151:202—218

Vischer TL (1972) Effect of hydrocortisone on the reactivity of thymus and spleen cells of mice to in vitro stimulation. Immunology 23:777—784

Vogel W, Haferkamp O (1967) Tuberkulinallergie nach tierexperimentellen Verbrennungen. Virchows Arch Path Anat 342:258—262

Vogelfanger IJ, Milthorp P, Behelak Y, Barron PT, Steele D, Richter M (1975) Naturally occurring immunosuppressive agents. I. The presence in normal pig liver of a factor possessing immunosuppressive properties with respect to pig lymphoid cells in vitro. Transplantation 20:130—134

Volenec FJ, Wood GW, Mani MM, Robinson DW, Humphrey LJ (1979) Mononuclear cell analysis of peripheral blood from burn patients. J Trauma 19:86—93
Vul SM, Minkova GL (1976) Immunochemical studies of the blood serum in patients with thermal burns. Klin Med (Mosk) 54:76—81
Weir DM (1963) Liver autoantibodies in the rat. Immunology 6:581—591
Weir DM (1964) Immunological reactions after tissue damage. Lancet 1:749—750
Whinchurch RA, Munster AM (1980) Post-traumatic activation of suppressor cells. J Reticuloendothel Soc 27:83—88
Wood GW, Volenec FJ, Mani MM, Humphrey LJ (1978) Dynamics of T-lymphocyte subpopulations and T-lymphocyte function following thermal injury. Clin Exp Immunol 31:291—297
Yoshida T, Sakomoto A, Kuroki K, Kojo A, Watanabe H, Tanaka H (1976) Electrocoagulation biopsy of aberrent pancreas of the stomach. A case aberrant gastric pancreas. Am J Gastroenterol 66:554—558
Zaitoun AM, Lauder I, Aherne WA (1979) Cell population kinetic profile of the mouse thymus, and the changes induced by prednisolone. Cell Tissue Kinet 12:191—201
Zappi E, Chabon A, Shulman S (1971) Histopathology of cryoinjury in rabbit testis. Cryobiology 8:535—542
Zatz MM, Goldstein AL (1973) Antigen-induced depression of DNA synthesis im mouse spleen. J Immunol 110:1312—1317
Zervas NT, Kawayama A (1972) Pathological characteristics of experimental thermal lesions. Comparison of induction heating and radiofrequency electrocoagulation. J Neurosurg 37:418—422
Zimmermann HD, Kraushaar J (1972) Morphologische Befunde nach Nierenpolresektion mit dem Laserstrahl bei Kaninchen und Hunden. Verh Dtsch Ges Path 56:477—480

Hefte zur Unfallheilkunde

Beihefte zur Zeitschrift „Unfallheilkunde/Traumatology"
Herausgeber: J. Rehn, L. Schweiberer

135. Heft: M. Weinreich
Der Verkehrsunfall des Fußgängers
Ergebnisse einer Analyse von 2000 Unfällen
1979. 38 Abbildungen, 4 Tabellen. VII, 62 Seiten
DM 36,-. ISBN 3-540-09217-X

136. Heft: F. E. Müller
Die Infektion der Brandwunde
1979. 18 Abbildungen, 12 Tabellen. IX, 57 Seiten
DM 32,-. ISBN 3-540-09354-0

137. Heft: H. Jahna, H. Wittich, H. Hartenstein
Der distale Stauchungsbruch der Tibia
Ergebnisse von 583 frischen Fällen
1979. 106 Abbildungen, 46 Tabellen.
VIII, 136 Seiten
DM 58,-. ISBN 3-540-09435-0

138. Heft:
**42. Jahrestagung der Deutschen
Gesellschaft für Unfallheilkunde e. V.**
23. bis 25. November 1978, Berlin
Kongreßthemen: Offene Verletzungen – Infektionen nach offenen Verletzungen – Begleitbe-
handlung von Verletzungen in der Früh- und
Spätphase – Experimentelle Unfallchirurgie
Kongreßbericht im Auftrag des Vorstandes
zusammengestellt von J. Probst
1979. 143 Abbildungen, 62 Tabellen.
XXI, 397 Seiten
DM 98,-. ISBN 3-540-09494-6

139. Heft: U. Lanz
Ischämische Muskelnekrosen
1979. 34 Abbildungen, 11 Tabellen.
VII, 72 Seiten
DM 38,-. ISBN 3-540-09436-9

140. Heft:
**Frakturen und Luxationen im
Beckenbereich**
12. Reisensburger Workshop zu Ehren von
A. N. Witt, 15.–17. Februar 1979
Herausgeber: C. Burri, A. Rüter
Unter Mitarbeit zahlreicher Fachwissenschaftler
1979. 1 Porträt, 136 Abbildungen, 87 Tabellen.
XIII, 262 Seiten
DM 58,-. ISBN 3-540-09647-7

141. Heft:
**14. Tagung der Österreichischen
Gesellschaft für Unfallchirurgie**
6. bis 7. Oktober 1978, Salzburg
Kongreßbericht im Auftrag des Vorstandes
zusammengestellt von A. Titze
1980. 281 Abbildungen, 74 Tabellen.
XVII, 319 Seiten
DM 108,-. ISBN 3-540-09878-X

142. Heft: P. Hertel
**Verletzungen und Spannung von
Kniebändern**
Experimentelle Studie
1980. 61 Abbildungen, 25 Tabellen.
VII, 94 Seiten
DM 40,-. ISBN 3-540-09847-X

143. Heft:
**Antibiotica-Prophylaxe in der
Traumatologie**
Von D. Stolle, P. Naumann, K. Kremer, D. A. Loose
1980. 1 Abbildung, 7 Tabellen. IX, 55 Seiten
DM 23,-. ISBN 3-540-09851-8

144. Heft: J. Harms, E. Mäusle
**Biokompatibilität von Implantaten
in der Orthopädie**
1980. 63 Abbildungen, 12 Tabellen.
IX, 119 Seiten
DM 54,-. ISBN 3-540-09852-6

145. Heft: G. Lob
**Chronische posttraumatische
Osteomyelitis**
Tierexperimentelle und klinische Unter-
suchungen zu einer oralen antibakteriellen
Vaccination
1980. 19 Abbildungen, 23 Tabellen.
IX, 108 Seiten
DM 48,-. ISBN 3-540-09946-8

146. Heft: J. Rehn, H. P. Harrfeldt
**Behandlungsfehler und Haftpflicht-
schäden in der Unfallchirurgie**
1980. V, 40 Seiten
DM 15,-. ISBN 3-540-09896-8

147. Heft: L.-J. Lugger
Der Wadenbeinschaft
1981. 69 Abbildungen, 10 Tabellen.
VIII, 100 Seiten
DM 38,-. ISBN 3-540-10421-6

Springer-Verlag
Berlin Heidelberg New York

Hefte zur Unfallheilkunde

Beihefte zur Zeitschrift „Unfallheilkunde/Traumatology"
Herausgeber: J. Rehn, L. Schweiberer

148. Heft:
**3. Deutsch-Österreichisch-
Schweizerische Unfalltagung in Wien**
3. bis 6. Oktober 1979
43. Jahrestagung der Deutschen Gesellschaft für
Unfallheilkunde e.V.
15. Jahrestagung der Österreichischen Gesellschaft für Unfallchirurgie
65. Jahresversammlung der Schweizerischen
Gesellschaft für Unfallmedizin und Berufs-
krankheiten
Kongreßbericht zusammengestellt von V. Vécsei,
J. Probst, C. A. Richon
1980. 313 Abbildungen, 251 Tabellen.
XLVII, 895 Seiten (42 Seiten in Englisch)
DM 136,-. ISBN 3-540-10156-X

149. Heft:
Verletzungen der Wirbelsäule
13. Reisensburger Workshop zu Ehren von
H. Willenegger
14. bis 16. Februar 1980
Herausgeber: C. Burri, A. Rüter
Unter Mitarbeit zahlreicher Fachwissenschaftler
1980. 1 Porträt, 168 Abbildungen, 38 Tabellen.
XIII, 270 Seiten
DM 64,-. ISBN 3-540-10202-7

150. Heft: E. Jonasch, E. Bertel.
**Verletzungen bei Kindern bis
zum 14. Lebensjahr**
Medizinisch-statistische Studie über
263 166 Verletzte
1981. 5 Abbildungen, 188 Tabellen.
XI, 146 Seiten
DM 42,-. ISBN 3-540-10476-3

151. Heft: R. Kleining:
Der Fixateur-externe an der Tibia
Biomechanische Untersuchungen
1981. 78 Abbildungen, 12 Tabellen.
VII, 85 Seiten
DM 34,-. ISBN 3-540-10665-0

152. Heft: F. Klapp
**Diaphysäre und metaphysäre
Verletzungen im Wachstumsalter**
Eine experimentelle Studie
1981. 51 zum Teil farbige Abbildungen in
106 Einzeldarstellungen. VII, 77 Seiten
DM 49,-
ISBN 3-540-10760-6

153. Heft:
**44. Jahrestagung der Deutschen
Gesellschaft für Unfallheilkunde e.V.**
19. bis 22 November 1980. Berlin
Kongreßbericht im Auftrage des Vorstandes
zusammengestellt von J. Probst, A. Pannike
1981. 184 Abbildungen. XXIV, 531 Seiten
DM 128,-
ISBN 3-540-10926-9

154 Heft:
F. Eitel
**Indikation zur operativen
Frakturenbehandlung**
Experimentalchirurgische und klinische Aspekte
1981. 38 Abbildungen. VIII, 88 Seiten
DM 36,-
ISBN 3-540-10995-1

155. Heft:
Verletzungen des Ellbogens
14. Reisenburger Workshop
19.-21. Februar 1981
Herausgeber: C. Burri, A. Rüter
Unter Mitarbeiter zahlreicher Fachwissen-
schaftler
1982. 213 Abbildungen.
XIII, 325 Seiten
DM 98,-. ISBN 3-540-11028-3

157. Heft:
**16. Jahrestagung der
Österreichischen Gesellschaft
für Unfallchirurgie**
3.-4. 10. 1981
Kongreßbericht im Auftrag des Vorstandes
zusammengestellt von J. Poigenfürst
1982. Etwa 244 Abbildungen,
etwa 97 Tabellen. Etwa 420 Seiten
DM 128,-. ISBN 3-540-11387-8

158. Heft:
**45. Jahrestagung der
Deutschen Gesellschaft für
Unfallheilkunde e.V.**
22. bis 25. November 1981, Berlin
Kongreßbericht im Auftrage des Vorstandes
zusammengestellt von A. Pannike
1982. Etwa 260 Abbildungen. Etwa 728 Seiten
DM 168,-. ISBN 3-540-11718-0

Springer-Verlag Berlin Heidelberg New York